MINISTÈRE DES COLONIES

INSTRUCTION

POUR L'ÉTABLISSEMENT

DE

LA STATISTIQUE MÉDICALE

DES TROUPES COLONIALES

STATIONNÉES AUX COLONIES

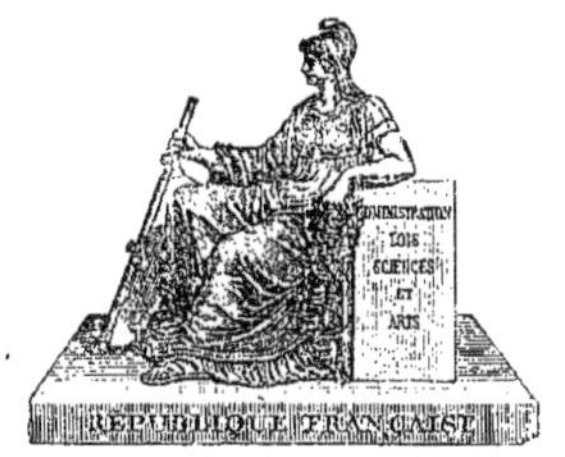

PARIS
IMPRIMERIE NATIONALE

MDCCCCXIV

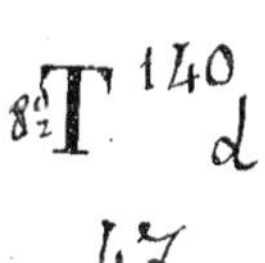

MINISTÈRE DES COLONIES.

CIRCULAIRE *relative à la statistique médicale des troupes coloniales stationnées aux colonies.*

(16 avril 1914.)

(Ministère des Colonies. — Inspection générale du Service de Santé.)

LE MINISTRE DES COLONIES *à Messieurs les Gouverneurs généraux et Gouverneurs des Colonies.*

L'instruction du 26 août 1902 pour l'établissement de la statistique médicale des troupes coloniales, en application de l'article 24 de la loi du 27 juillet 1900, avait reproduit, avec quelques modifications, l'instruction du 6 mars 1901 du Département de la Guerre.

A deux reprises depuis cette date, le 9 juillet 1910 et le 13 juin 1913, les nomenclatures et tableaux utilisés dans l'armée ont été modifiés, et la statistique des troupes coloniales n'est plus que très difficilement comparable avec celle de la métropole.

En vue de maintenir entre ces documents la similitude qui avait été réalisée en 1902, j'ai préparé, d'accord avec M. le Ministre de la Guerre, une nouvelle instruction qui abroge celle du 26 août 1902.

Vous voudrez bien, dès la notification de cette instruction, qui sera insérée au *Bulletin officiel du Ministère des Colonies,* inviter les commandants supérieurs des troupes à prescrire les mesures utiles pour qu'elle soit mise en vigueur à la date du 1er octobre 1914.

Fait à Paris, le 16 avril 1914.

Pour le Ministre et par ordre :

Le Chef du Cabinet,

Signé : PIERRE GUESDE.

INSTRUCTION

POUR L'ÉTABLISSEMENT

DE LA STATISTIQUE MÉDICALE

DES TROUPES COLONIALES

STATIONNÉES AUX COLONIES.

OBSERVATIONS GÉNÉRALES.

La présente instruction, tout en reproduisant dans ses grandes lignes l'instruction ministérielle (Guerre) du 13 juin 1913, a conservé les distinctions que rend nécessaires la composition spéciale des troupes coloniales et qui avaient été insérées dans l'instruction du 26 août 1902 :

1° Classement des soldats européens en quatre catégories d'âge;

2° Établissement à part des tableaux concernant les troupes indigènes;

3° Addition d'un tableau des rapatriements.

Les tableaux nouveaux reproduisent, aussi fidèlement que possible, les tableaux de la statistique de l'armée métropolitaine, mais on a supprimé les colonnes réservées aux militaires du service auxiliaire. De ce fait, il n'a pas été possible de maintenir la concordance de la numérotation des colonnes qui avait été obtenue en 1902 par l'addition de colonnes portant des numéros *bis*. Les recherches et les rapprochements en seront rendus un peu plus laborieux.

Cette suppression du service auxiliaire a permis d'autre part, de réunir en un seul, certains tableaux (modèles des Directions) que la statistique métropolitaine a dû diviser.

Pour faciliter la comparaison avec l'état sanitaire des troupes de la métropole, qui reçoivent des soldats incorporés aux colonies, la date du 1er octobre a été admise comme début de l'année statistique.

L'établissement d'une statistique de garnison a été également adopté pour les garnisons importantes et pour celles qui sont constituées par des détachements de corps de troupe différents. Ces garnisons seront désignées par les commandants supérieurs des troupes.

Des différences assez importantes existent entre la présente instruction et celle du 26 avril 1902.

Cette dernière laissait de côté les officiers sans troupe; les nouveaux états ne tiennent aucun compte des officiers qui ne vivent pas de la vie de caserne. Ils ne figurent que sur les tableaux spécifiés à l'article 9.

L'expérience a démontré que le fusionnement, par les directeurs du Service de Santé des groupes de colonies, des statistiques établies par les colonies du groupe, retardait la production des états sans présenter grand intérêt. Ce fusionnement ne sera plus opéré.

Les directeurs de groupe se borneront à vérifier que les statistiques des colonies du groupe ont bien été dressées en conformité de l'instruction. Ils joindront en outre leurs observations aux rapports mensuels et annuels, en donnant à ces observations, s'ils le jugent à propos, la forme d'un rapport d'ensemble pour les colonies du groupe. Ce rapport suivrait le plan indiqué par l'article 31.

Restent en vigueur les dispositions traditionnelles en vertu desquelles peuvent être consignés à la suite des rapports, par les différents échelons, sous la dénomination d'*annexes*, les renseignements de nature à offrir quelque intérêt au point de vue de la clinique, de la géographie médicale, de la météorologie, etc.

Cette instruction n'abroge pas la notice n° 8 annexée au règlement du 2 août 1912 sur le fonctionnement des services médicaux aux colonies et qui porte instructions pour la tenue des documents techniques.

Toutefois, le titre Ier du rapport annuel (Service médical des troupes) sera remplacé par le rapport dont le plan est indiqué à l'article 25 de la présente instruction.

En outre, le chapitre III (Morbidité et mortalité) du titre III recevra la rédaction suivante : « Considérations générales sur la morbidité et la mortalité de l'année statistique pour les malades, autres que les sous-officiers et soldats, traités dans les formations hospitalières [1]. On envisagera à part les Européens et les Indigènes.

« Nature des affections traitées (indiquer pour les malades de cette catégorie le nombre des entrées, le nombre des journées de traitement et le nombre des décès en les divisant en maladies épidémiques, endémiques, sporadiques, chirurgicales, vénériennes, cutanées).

« Morbidité et mortalité de cette même catégorie, selon les régions de la colonie.

« Renseignements concernant la morbidité et la léthalité de ce personnel en dehors des hôpitaux. »

---

(1) Les officiers et leurs familles sont donc compris globalement dans cette catégorie de malades.

PREMIÈRE PARTIE.

ÉTATS STATISTIQUES ET RAPPORTS.

TITRE PREMIER.

Dispositions générales.

ARTICLE PREMIER.

Dans les troupes coloniales stationnées aux colonies sont établies, d'après la nomenclature nosologique et les modèles annexés à la présente instruction, les statistiques médicales suivantes :

1° Statistiques mensuelles et statistique annuelle des corps de troupe;

2° Statistiques mensuelles et statistique annuelle des hôpitaux et ambulances;

3° Statistique annuelle de garnison;

4° Statistiques mensuelles et statistique annuelle de la colonie.

ART. 2.

Chaque statistique annuelle comprend la période qui s'étend du 1er octobre d'une année au 30 septembre de l'année suivante.

ART. 3.

Pour effectuer le recensement des militaires compris dans les différentes catégories prévues par la statistique médicale, il sera établi à la fin de chaque mois, dans chaque unité de corps de troupe, un état reproduisant les colonnes concernant les effectifs des états I[A] et I[B] de la statistique annuelle. L'officier trésorier s'assure que les chiffres portés sur ces états sont en concordance absolue avec ceux des effectifs moyens du corps et les centralise dans un état mensuel dont une expédition, remise au médecin chef de service, est conservée dans les archives de l'infirmerie pour servir à l'établissement de la statistique médicale.

Cette statistique mensuelle des effectifs ne doit comprendre que les détachements d'un corps de troupe stationnés dans la même colonie ou sur le même territoire énumérés à l'article 28. Quand un corps de troupe est stationné sur différents colonies ou territoires, il est établi une statistique mensuelle des effectifs par chaque fraction au titre de la colonie qu'elle occupe (voir art. 8).

TITRE II.

Corps ou détachements de troupe.

1° *Compte rendu mensuel.*

ART. 4.

Le compte rendu mensuel est établi dans chaque corps de troupe ou détachement de corps de troupe.

Les militaires en subsistance dans le corps ou le détachement ne figurent pas sur les états du compte rendu mensuel; les particularités qui les concernent sont signalées dans le rapport.

La portion principale d'un corps, un bataillon ayant des compagnies détachées, etc., ne doivent pas tenir compte de l'état sanitaire des détachements, ceux-ci fournissant un compte rendu indépendant.

Les corps ou détachements de troupes établissent toujours le compte rendu mensuel au titre de la colonie qu'ils occupent.

Quand un corps de troupe ou un détachement de troupe passe d'une colonie dans une autre, il est établi en fin de mois deux comptes rendus mensuels adressés : l'un au directeur ou chef du Service de Santé de la colonie quittée, pour le temps passé dans cette colonie et en route; l'autre, pour le reste du mois, au directeur ou chef du Service de Santé de la nouvelle colonie.

ART. 5.

Le compte rendu mensuel comprend :

1° La moyenne mensuelle de l'effectif total et présent;

2° Un état des malades à la chambre indiquant le nombre des indisponibles exempts de tout service et des journées d'indisponibilité;

3° Un état des malades à l'infirmerie;

4° Un état des malades à l'hôpital, ou à l'ambulance;

5° Un rapport sur le service médico-chirurgical et sur l'état sanitaire. Ce rapport doit signaler les maladies traitées à la chambre et à l'infirmerie offrant un intérêt au point de vue de la constitution médicale; les épidémies observées et les mesures prophylactiques appliquées; les différents traumatismes;

les accidents dus à la chaleur, les morts accidentelles, violentes, subites, indépendamment des rapports réglementaires, prescrits par ailleurs, auxquels les divers événements ont donné lieu; les réformes prononcées.

Les décès survenus en dehors de l'infirmerie et de l'hôpital ou de l'ambulance seront portés au tableau de l'infirmerie, avec mention spéciale, à la colonne « Observations », du lieu précis du décès, à la chambre, en marche, etc.

ART. 6.

Le compte rendu mensuel ne peut, dans aucun cas, être réclamé avant la fin du mois auquel il se rapporte. Il doit être remis le 5 du mois suivant au chef du corps ou du détachement, qui l'adresse directement, et sans passer par la voie hiérarchique, au directeur ou chef du Service de Santé de la colonie.

2° *Statistique annuelle.*

ART. 7.

La statistique annuelle est établie pour chacun des corps de troupe ou détachements de troupe stationnés aux colonies.

ART. 8.

Quand un corps de troupe est fractionné dans les limites d'une même colonie, la statistique annuelle est établie à la portion centrale pour toutes les fractions; à cet effet, les chefs de corps veilleront à ce que les détachements envoient à la portion centrale tous les renseignements nécessaires.

Quand un corps de troupe occupe différentes colonies, il est établi une statistique annuelle pour chaque fraction au titre de la colonie qu'elle occupe. Si la fraction isolée comporte elle-même plusieurs détachements dans la même colonie, c'est au détachement principal qu'il appartient d'établir la statistique annuelle pour tous les détachements.

La statistique annuelle d'un corps ne doit donc, dans aucun cas, comprendre les détachements de ce corps dans une autre colonie.

Quand un corps de troupe se rend d'une colonie dans une autre, la statistique établie dans la forme de la statistique annuelle pour le temps passé dans la première colonie et en route est remise au chef de corps le 5 du deuxième mois suivant l'arrivée du corps à sa nouvelle destination. Elle doit être transmise sans retard au directeur ou chef du Service de Santé de la colonie que le corps vient de quitter. La statistique est établie, pour le reste de l'année, au titre de la nouvelle colonie.

Quand une fraction de corps de troupe se rend d'une colonie dans une autre, elle établit, en fin d'année, une seule statistique au titre de la nouvelle colonie, pour le temps qu'elle y passe. La fraction restée sur place embrasse, dans sa statistique de fin d'année, la statistique de la fraction qui a quitté la colonie pour le temps passé en commun.

Les corps ou fractions de corps rentrant d'une colonie dans la métropole en fin de séjour, les officiers, sous-officiers ou soldats rapatriés pour cause de maladie cessent définitivement de compter dans les effectifs de la colonie du jour de leur embarquement pour la France; il ne doit donc plus en être fait état dans la statistique médicale, à partir de cette date.

ART. 9.

Les officiers ne sont pas compris dans la statistique des corps de troupe, exception faite pour les états VIII et VIII *bis* (traumatismes et accidents survenus en service commandé) et pour l'état XIII (vaccinations antityphoïdiques). Ils sont aussi mentionnés, mais seulement pour mémoire, sur les états V *bis* (modèle des hôpitaux) et IV (modèle des colonies).

Les militaires commissionnés sont comptés dans les états de la statistique comme rengagés.

Les ex-militaires de toute catégorie, retraités ou réformés, rayés des contrôles des corps et maintenus provisoirement, ne sont pas compris dans la statistique.

ART. 10.

Les subsistants figurent uniquement sur les états des corps de troupe auxquels ils appartiennent. A cet effet, dans chaque corps de troupe, les subsistants sont l'objet, en fin d'année, d'un bulletin récapitulatif de statistique modèle n° 2 faisant connaître : 1° les entrées à l'hôpital ou ambulance et à l'infirmerie; 2° les décès; 3° les traumatismes et accidents survenus en service commandé; 4° les réformes ou retraites. Ce bulletin est envoyé sous pli confidentiel, le 5 octobre au plus tard, aux corps de troupe auxquels appartiennent les subsistants par les médecins des corps de troupe où ils se trouvent en subsistance.

ART. 11.

Lorsqu'un malade entre, à plusieurs reprises, à l'infirmerie, à l'hôpital ou à l'ambulance dans le courant de l'année, pour une affection à caractère récidivant (paludisme, syphilis, etc.) ses entrées successives sont comptées intégralement, mais il est fait mention à la colonne «Récidives», en regard de la maladie correspondante, du nombre d'entrées de cette catégorie.

Lorsqu'un malade en cours de traitement à l'infirmerie, à l'hôpital ou à l'ambulance, contracte une nouvelle maladie, il est porté au titre de la maladie qui présente le plus d'importance. Il est fait mention de l'autre affection à la colonne «Observations», ainsi que du nombre de journées de traitement.

ART. 12.

Tout malade qui, au cours d'une évacuation, est entré dans plusieurs hôpitaux, ne sera compté que pour une seule entrée avec le nombre total des journées de traitement effectuées par lui dans les différents hôpitaux qui l'ont reçu au cours de son évacuation. Cette entrée figure à la colonne du mois au cours duquel a eu lieu la première hospitalisation.

ART. 13.

Tout malade passant d'une infirmerie régimentaire à l'hôpital ou à l'ambulance, pour la même affection, ne doit figurer dans l'état des malades à l'infirmerie (état IV), ni comme entrée, ni comme journées de traitement. Le nombre de ces malades et des journées de traitement est porté en bloc à la suite de l'état.

ART. 14.

La statistique annuelle comprend :

1° *Deux états des effectifs moyens et du mouvement général des malades* (état I^A : Troupes européennes; — état I^B : Troupes indigènes), modèles 3 et 3 *bis*;

2° *Deux états des malades à l'infirmerie* (état IV^A : Européens; — état IV^B : Troupes indigènes), modèles 4 et 4 *bis;*

3° *Deux états des malades à l'hôpital* ou *à l'ambulance* (état V^A : Européens; — état V^B : Indigènes), modèles 5 et 5 *bis*;

4° *Un état de décès* (état VI : A. Européens; — B. Indigènes), modèle 6;

5° *Un état des réformes, retraites* (état VII : A. Européens; — B. Indigènes), modèle 7;

6° *Un état des malades rapatriés* (état VII *bis* : A. Européens; — B. Indigènes), modèle 8;

7° Deux états des traumatismes et accidents survenus en service commandé, établis d'après les indications du registre des certificats d'origine (états VIII et VIII *bis :* A. Européens, ou B. Indigènes; modèles 9 et 10);

8° Un état des maladies provoquées ou simulées et des mutilations volontaires (état IX, modèle 11);

9° Un état des réformes et passages du service armé au service auxiliaire prononcés à la suite de la visite d'incorporation du contingent annuel (état X, modèle 12);

10° Un état des vaccinations et revaccinations antivarioliques (état XII, modèle 13);

11° Un état des vaccinations antityphoïdiques (état XIII, modèle 14);

12° *Un rapport sur le service médico-chirurgical,* et sur l'état sanitaire du corps ou détachement pendant l'année (modèle 15).

On devra dans ce rapport :

1° Indiquer les circonstances qui ont pu influer sur la morbidité du corps; donner, en particulier, un aperçu du travail fourni pendant l'année; date des tirs de guerre, dates et nature des manœuvres; dates des changements de garnison, date des colonnes ou expéditions de guerre, leur durée, etc.; signaler les accidents dus à la chaleur et au froid, les intoxications alimentaires, les blessures de guerre; comparer l'état sanitaire de l'année avec l'état sanitaire des années précédentes.

2° Signaler et décrire les épidémies [1] survenues sous les chefs suivants :

Caserne, corps ou fraction de corps;
Effectif moyen pendant la durée de l'épidémie;
Date du premier cas, date du dernier cas;
Nombre de cas;
Nombre de décès;
Origine présumée;
Mesures prophylactiques. Résultats.

3° Indiquer, pour les rapatriements, les particularités relatives à l'âge et à la durée des services aux colonies.

Chacun de ces chefs devra être toujours l'objet d'une indication spéciale, dût-elle être suivie de la mention «néant». Le rapport ne sera écrit qu'au recto de chaque page.

4° Dans les colonies où des réservistes et des soldats de l'armée territoriale seront appelés à faire des périodes d'exercices, ce rapport fera mention de leur nombre, du nombre des malades à la chambre, du nombre des entrées à l'infirmerie, à l'hôpital ou à l'ambulance, et enfin du nombre des décès.

ART. 15.

La statistique annuelle des corps de troupe doit être remise chaque année, le 15 novembre au plus tard, au chef de corps qui l'adresse selon le cas, soit au directeur ou chef du Service de Santé, soit (dans les places qui établissent une statistique de garnison) au médecin-chef de la place ou, à défaut, au médecin chef de l'hôpital ou de l'ambulance chargé d'établir la statistique médicale de garnison. Elle est envoyée par ce dernier, le 15 décembre, au directeur ou au chef du Service de Santé de la colonie.

---

(1) Ne donner que l'énumération des épidémies observées (dans l'ordre de la nomenclature); leur étude complète est réservée au rapport de la statistique médicale de garnison.

TITRE III.

Hôpitaux et Ambulances.

ART. 16.

Des statistiques mensuelles et une statistique annuelle sont établies par le médecin-chef dans chaque hôpital ou ambulance.

Les statistiques des hôpitaux ou ambulances comprennent exclusivement les militaires des corps de troupes ou détachements de troupes coloniales, ou des corps ou détachements de corps de l'armée métropolitaine en service aux colonies.

1° *Statistique mensuelle.*

ART. 17.

La statistique mensuelle (modèle n° 16) comporte :

1° Un état numérique par maladie et par corps comprenant les militaires entrés ou décédés dans le mois pour toute affection susceptible de revêtir le caractère épidémique;

2° Un rapport sur le service médico-chirurgical et sur l'état sanitaire de la garnison, qui visera spécialement les maladies épidémiques, les principaux traumatismes traités, ainsi que les principales opérations chirurgicales.

ART. 18.

La statistique mensuelle des hôpitaux est adressée, au plus tard, au directeur ou chef du Service de Santé, le 5 du mois suivant celui auquel elle se rapporte.

2° *Statistique annuelle.*

ART. 19.

La statistique annuelle des hôpitaux comprend :

1° Un état du mouvement des malades de l'armée active (état V *bis*, A. Européens ou B. Indigènes) modèle 17;

2° Une statistique administrative comprenant tous les malades entrés, quelles que soient leur catégorie et leur origine (nombre de malades et journées de traitement) [état XIV, modèle 18];

3° Un état des principales opérations chirurgicales pratiquées, sur lequel sont indiquées, sous forme sommaire mais précise :

a. Les affections ou lésions qui ont motivé l'intervention chirurgicale;

b. La nature de l'opération pratiquée;

c. La cause des décès survenus.

Dans cet état, les opérations seront rigoureusement classées dans l'ordre et suivant les indications de détail données par le tableau annexe n° 3 de la nomenclature (état XV, modèle 19 : Statistique chirurgicale des hôpitaux).

Cet état sera établi à part pour les militaires et pour les malades n'appartenant pas à l'armée.

ART. 20.

L'état V *bis* (Mouvement des malades) est établi d'après les règles suivantes :

A. Les officiers de l'armée active ne sont portés sur cet état que pour mémoire; ils ne sont pas compris dans les chiffres concernant la répartition par mois et par corps de troupe des malades entrés à l'hôpital.

B. Les retraités, réformés, rayés des contrôles des corps, qui sont maintenus en traitement, ne doivent figurer à aucun titre sur l'état V *bis*.

C. Les malades appartenant à la légion étrangère seront portés sur un état V *bis* spécial.

D. Lorsqu'un malade entre à plusieurs reprises à l'hôpital pour la même affection à caractère récidivant, ses entrées successives sont comptées intégralement.

E. Tout malade entré dans un ou plusieurs hôpitaux ou ambulances au cours d'une évacuation n'est porté dans la statistique, au numéro de la maladie dont il est atteint, que par l'établissement qui l'hospitalise en premier lieu; dans les autres hôpitaux, il est classé au numéro de la nomenclature : 391, «Évacués», et le diagnostic, qui doit toujours figurer intégralement sur le registre d'entrée de chaque hôpital ou ambulance, est suivi de la mention *Év.* (entré par évacuation). Si le diagnostic est modifié, le médecin-chef de l'établissement où s'effectue cette modification adresse, au médecin-chef de l'établissement qui a hospitalisé le malade en premier lieu, un bulletin de rectification (voir modèle 37) portant le titre : Malades évacués. Rectification de diagnostic, et contenant les indications suivantes :

1° Nom, prénoms, numéro matricule, grade, corps du malade;

2° Date de l'évacuation, diagnostic primitif;

3° Diagnostic définitivement admis avec le numéro correspondant de la nomenclature.

ART. 21.

Lorsque le médecin-chef de l'hôpital ou de l'ambulance ne remplit pas les fonctions de médecin chef de la place, il adresse à ce dernier la statistique de l'hôpital ou de l'ambulance le 15 novembre.

La statistique annuelle des hôpitaux ou ambulances est adressée par le médecin chef de la place au directeur ou chef du Service de Santé le 15 décembre, avec les autres états de la statistique (statistique des corps de troupe et statistique de garnison).

TITRE IV.

Statistique médicale annuelle de garnison.

ART. 22.

Une statistique médicale est établie annuellement dans les garnisons importantes [1] pour l'ensemble des troupes qui composent la garnison.

Elle envisage à part les troupes européennes et les troupes indigènes.

Cette statistique est destinée à faire ressortir le degré de salubrité des villes de garnison et l'état sanitaire des troupes qui les occupent.

Elle est établie par le médecin-chef de la place, et, dans les villes de garnison qui ne possèdent pas de médecin-chef de place, par le médecin-chef de l'hôpital ou de l'ambulance.

Les renseignements nécessaires à son établissement sont demandés, s'il y a lieu, par le médecin-chef de la place, aux médecins des corps de troupe.

ART. 23.

La statistique médicale de garnison comprend :

1° Un état des malades à l'hôpital et des décès (état XVII, modèle 20);

2° Un rapport modèle 21 sur l'état sanitaire et l'hygiène de la garnison.

ART. 24.

Dans l'état XVII (malades à l'hôpital et décès par garnison) sont portés :

1° La moyenne annuelle de l'effectif total des troupes qui constituent, dans chaque place, la garnison permanente. Les officiers ne sont pas compris dans cet effectif. Les chiffres des effectifs sont demandés au commandant d'armes;

---

[1] Ces garnisons seront indiquées par les commandants supérieurs des troupes.

2° Les malades entrés à l'hôpital ou à l'ambulance et les décès. Les malades hospitalisés ailleurs que dans la garnison et les décès survenus en dehors de la place ne sont pas compris dans cet état, même lorsqu'il s'agit de militaires appartenant à l'un des corps de troupe de la garnison.

La statistique médicale de garnison n'est établie que pour les maladies désignées par le tableau annexe n° 1 de la nomenclature.

ART. 25.

Le rapport modèle 21 sur l'état sanitaire et l'hygiène de la garnison doit contenir les chapitres et les paragraphes énumérées ci-dessous[1] :

CHAPITRE PREMIER.

CONSIDÉRATIONS GÉNÉRALES SUR L'ÉTAT SANITAIRE DE LA GARNISON.

1° Étude générale de la morbidité et de la mortalité;

2° Maladies le plus fréquemment observées;

3° Comparaison avec l'état sanitaire des trois années précédentes.

CHAPITRE II.

CONDITIONS GÉNÉRALES QUI ONT PU INFLUER SUR LA MORBIDITÉ ET L'ÉTAT SANITAIRE DE LA GARNISON.

1° Climatologie;

2° Hygiène et salubrité des villes et des postes;

3° Eaux de boisson;

4° Opérations militaires.

CHAPITRE III[2].

MALADIES ÉPIDÉMIQUES.

Les épidémies survenues seront étudiées dans l'ordre de la nomenclature et sous les chefs suivants :

1° Nombre de cas et nombre de décès;

---

(1) Ce rapport remplacera le titre premier du rapport annuel dont le plan, indiqué par la notice n° 8 du règlement du 2 août 1912, continuera à être suivi par les médecins chefs des hôpitaux et ambulances et par les directeurs ou chefs du Service de Santé.

(2) Cette partie du rapport dont des extraits pourront être publiés dans la statistique médicale de l'armée doit être établie sous une forme sommaire et ne donner, comme renseignements étiologiques, que des faits précis et dûment constatés.

2° Proportion, pour 1,000 hommes d'effectif total de la garnison, des cas et des décès (1° Européens; 2° Indigènes; 3° Européens et Indigènes réunis);

3° Répartition et proportion pour 1,000 hommes d'effectif par casernement et par régiment des cas et des décès;

4° Historique de l'épidémie;

5° Étiologie. Origine présumée, mode de développement, transmission de la population civile au milieu militaire ou vice versa, diffusion à l'intérieur d'un même casernement, transport de la maladie d'un casernement à l'autre;

6° Prophylaxie. Indiquer les mesures prises et leurs résultats; énumérer en particulier le nombre de sujets isolés comme suspects; le cas échéant, le nombre de porteurs sains de germes; la durée de leur isolement;

7° Allures cliniques de la maladie. Gravité de la maladie. Complications observées.

CHAPITRE IV.

MALADIES ENDÉMIQUES ET ENDÉMO-ÉPIDÉMIQUES.

a. Paludisme.

1° Nombre de cas observés dans la garnison, proportion pour 1,000 hommes d'effectif (1° Européens, 2° Indigènes);

2° Comparaison avec les trois années précédentes;

3° Conditions d'hygiène locale susceptibles d'exercer une action sur l'évolution du paludisme;

4° Campagne antipaludéenne. Mesures appliquées. Résultats.

b. Dysenterie bacillaire (les dysenteries mixtes seront traitées au paragraphe Dysenterie amibienne).

1° Nombre de cas observés dans la garnison, proportion pour 1,000 hommes d'effectif (1° Européens, 2° Indigènes);

2° Comparaison avec les trois années précedentes;

3° Conditions d'hygiène locale susceptibles d'exercer une action sur le développement de la dysenterie bacillaire;

4° Mesures de prophylaxie. Résultats.

c. Dysenterie amibienne.

1° Nombre de cas observés dans la garnison, proportion pour 1,000 hommes d'effectif (1° Européens, 2° Indigènes);

2° Comparaison avec les trois années précédentes;

3° Conditions d'hygiène locale susceptibles d'exercer une action sur le développement de la dysenterie amibienne.

4° Autres localisations amibiennes. Proportion rapportée aux cas d'amibiase dysentérique;

5° Mesures de prophylaxie. Résultats.

d, *e*... Autres maladies endémiques ayant donné lieu à des manifestations importantes.

(Indiquer le nombre des cas, la proportion pour 1,000 hommes; étudier la comparaison avec les années précédentes, les conditions d'hygiène, les mesures prophylactiques.)

CHAPITRE V.

MALADIES SPORADIQUES.

a. Tuberculose.

1° Nombre de cas. Répartition par corps de troupe et par casernement;

2° Comparaison avec les trois années précédentes;

3° Conditions d'hygiène susceptibles d'exercer une action sur le développement de la tuberculose;

4° Mesures de prophylaxie. Résultats.

CHAPITRE VI.

MALADIES VÉNÉRIENNES.

Étudier l'évolution de l'ensemble des maladies vénériennes dans la garnison :

1° Comparaison avec les statistiques des trois années précédentes;

2° Répartition par corps de troupe;

3° Conditions diverses qui ont pu influer sur le développement des maladies vénériennes, mesures de prophylaxie appliquées par les corps de troupe ou les municipalités, leurs résultats.

CHAPITRE VII.

BLESSURES DE GUERRE.

1° Nature des armes vulnérantes. Caractéristiques de leurs blessures;

2° Caractères cliniques;

3° Traitement;

4° Résultats immédiats et éloignés (proportion des décédés, évacués, guéris, etc.).

CHAPITRE VIII.

ÉVACUATIONS ET RAPATRIEMENTS.

Nombre.
Cause.
Temps de séjour des malades.
Séjours antérieurs dans la colonie ou dans d'autres colonies.

Chacun de ces chefs sera toujours l'objet d'une mention spéciale, dût-elle être suivie de la mention «Néant». Ce rapport ne devra être écrit qu'au recto de chaque page.

ART. 26.

La statistique médicale annuelle de garnison est adressée au plus tard, le 15 décembre, au directeur ou au chef du Service de Santé avec les statistiques des corps de troupe et des hôpitaux qui ont servi à l'établir.

TITRE V.

Statistique des colonies.

ART. 27.

Dans chacune des colonies énumérées à l'article suivant, le directeur ou le chef du Service de Santé centralise les statistiques mensuelles et la statistique annuelle des corps de troupe, des hôpitaux ou ambulances et établit les statistiques mensuelles et la statistique annuelle de la colonie.

ART. 28.

Des statistiques indépendantes sont établies pour chacune des colonies ou groupements ci-dessous [1] :

Annam-Tonkin.
Cochinchine-Cambodge.
Madagascar.
Sénégal.
Haut-Sénégal-Niger.
Mauritanie.
Côte-d'Ivoire.
Gabon-Congo-Oubanghi.
Territoire du Tchad.
Martinique-Guadeloupe.
Guyane.
Nouvelle-Calédonie.

Dans les colonies qui font partie d'un groupe militaire, les statistiques mensuelles, annuelle et les rapports sont établis en deux expéditions destinées: l'une au directeur du Service de Santé du groupe, l'autre au Département des Colonies.

---

[1] Cette énumération n'est pas définitive, elle serait modifiée si de nouvelles colonies venaient à être occupées militairement.

Le directeur du Service de Santé du groupe transmet ces deuxièmes expéditions au commandant supérieur des troupes en y joignant ses observations, mais il ne fusionne pas les tableaux.

1° *Statistique mensuelle.*

ART. 29.

La statistique mensuelle de la colonie (modèle 22) comprend :

1° Un état statistique. Les colonnes relatives à l'emplacement et à l'effectif des troupes sont remplies par les soins de l'état-major ou du commandant des troupes stationnées ;

2° Un rapport sur l'état sanitaire des troupes pendant le mois, consacré surtout à l'étiologie et à la prophylaxie des maladies contagieuses dans chaque garnison.

Les directeurs ou chefs du Service de Santé doivent s'assurer de l'exactitude des indications portées sur les statistiques mensuelles.

La statistique mensuelle de la colonie doit parvenir au Ministre pour le 15 du troisième mois suivant celui auquel elle se rapporte.

2° *Statistique annuelle.*

ART. 30.

En centralisant les statistiques annuelles des corps de troupe, les directeurs ou chefs de service s'assurent :

Que les chiffres des effectifs sont en concordance avec ceux qui leur ont été fournis par les autorités militaires.

Que tous les corps de troupe ou fractions de corps de troupe et hôpitaux ou ambulances appartenant à la colonie et tenus à l'établissement d'une statistique annuelle ont produit les différents états et rapports dont elle se compose;

Que les maladies sont énumérées et classées conformément à la nomenclature et que les totaux partiels et généraux concordent entre eux ;

Qu'aucun corps de troupe n'a compris une fraction détachée dans une autre colonie ;

Que les corps ou détachements ayant quitté la colonie dans le courant de l'année se sont conformés aux dispositions mentionnées plus haut ;

Que les différents états des corps et hôpitaux (pour les sous-officiers et soldats) ne comprennent bien que des militaires rentrant dans la statistique médicale de l'armée ;

Que le chiffre des malades et des journées de traitement (sous-officiers et soldats) de la statistique des hôpitaux est en concordance avec celui des comptes annuels en journées en tant que ces journées se rapportent aux corps de troupe.

ART. 31.

La statistique annuelle comprend :

1° Un *tableau des effectifs moyens et du mouvement général des malades* des troupes européennes portés :

a. Par corps ou détachements de corps d'après les indications fournies par l'état I^A de la statistique annuelle des corps ou détachements de troupe et totalisés par arme ;

b. Par mois. (Tableau I^A, modèle 23.)

2° Un *tableau des effectifs moyens et du mouvement général des malades* des troupes indigènes portés :

a. Par corps ou détachement de corps d'après les indications fournies par l'état I^B de la statistique annuelle des corps ou détachements de troupe, et totalisés par arme ;

b. Par mois. (Tableau I^B modèle 23 *bis.*)

3° Deux *tableaux des maladies traitées à l'hôpital ou à l'ambulance* portées par mois et par arme d'après les indications fournies par les états de la statistique annuelle des corps et détachements des troupes. (Tableaux IV^A et IV^B, modèles 24 et 24 *bis.*)

4° Deux *tableaux des maladies à l'infirmerie et à l'hôpital ou à l'ambulance*, portées par mois et par arme d'après les indications fournies par les tableaux IV et V (A et B) de la statistique annuelle des corps de troupe (tableaux V^A. Européens ; — V^B. Indigènes ; modèles 25 et 25 *bis.*)

5° *Deux tableaux des décès* par mois et par arme, d'après les indications fournies par les états VI (A et B) de la statistique annuelle des corps ou détachements de troupe. (Tableaux VI^A. Européens ; — VI^B. Indigènes, modèles 26 et 26 *bis.*)

6° Deux *tableaux des retraites, réformes* par mois et par arme, d'après les indications fournies par les états VII (A et B) de la statistique annuelle des corps ou détachements de troupe. (Tableaux VII^A. Européens ; — VII^B. Indigènes, modèles 27 et 27 *bis.*)

7° Deux *tableaux des malades rapatriés* par mois et par arme, d'après les indications fournies par les états VII *bis* (A et B) de la statistique annuelle des corps de troupe. (Tableaux VII *bis*^A. Européens ; — VII *bis*^B. Indigènes, modèles 28 et 28 *bis.*)

8° Deux *tableaux des principaux traumatismes et accidents* survenus en service commandé, d'après les indications fournies par les états VIII et VIII *bis* de la statistique annuelle des corps de troupe (tableau VIII, A. Européens ou B. Indigènes, modèle 29, et tableau VIII *bis*, A. Européens ou B. Indigènes, modèle 30).

9° Un *tableau des maladies* simulées ou provoquées et des mutilations volontaires, établi d'après l'état IX de la statistique annuelle des corps de troupe (tableau IX, modèle 31).

10° Un *tableau des réformes et passages* du service armé au service auxiliaire et inversement prononcés après la visite d'incorporation du contingent annuel (tableau X, modèle 32).

11° Un *tableau des vaccinations et revaccinations antivarioliques* pratiquées dans la colonie, d'après les indications fournies par l'état XII de la statistique annuelle des corps de troupe (tableau XII, A. Européens ou B. Indigènes, modèle 33).

12° Un *tableau des vaccinations antityphoïdiques* établi d'après l'état XIII de la statistique annuelle des corps de troupe (tableau XIII, A. Européens ou B. Indigènes, modèle 34).

13° Un *tableau du nombre de malades et journées de traitement* par hôpital ou ambulance établi d'après l'état XIV de la statistique annuelle des hôpitaux (tableau XIV, modèle 35, Européens et Indigènes).

14° Les états concernant les principales opérations pratiquées dans les hôpitaux et ambulances (état XV, statistique chirurgicale des hôpitaux).

Tous ces états sont transmis au Ministre revêtus du visa du chef et du directeur du Service de Santé [1].

15° Les statistiques annuelles des différentes garnisons, qui sont vérifiées et annotées, s'il y a lieu, par le chef et par le directeur du Service de Santé.

16° Un *rapport détaillé sur l'état sanitaire* [2] des troupes stationnées dans la colonie pendant l'année (modèle 36), reproduisant toutes les données prescrites pour les rapports des statistiques annuelles des corps ou détachements, des hôpitaux et ambulances et des garnisons, mais présentant de plus une vue d'ensemble sur [3] :

a. Les conditions générales du logement, de l'habillement, des exercices, des manœuvres, des colonnes ou opérations militaires, qui ont pu influer sur la morbidité des troupes ;

b. Les conditions générales du recrutement, de l'état sanitaire des troupes indigènes et créoles ;

c. Les épidémies survenues dans l'année, étudiées par garnison ;

d. Les affections endémiques (paludisme, fièvre bilieuse hémoglobinurique, diarrhée, dysenteries, hépatites, filarioses, trypanosomiase, spirilloses, etc.)

---

(1) Les états XV de la statistique annuelle des hôpitaux, les états XVII et les rapports modèle 24 des statistiques annuelles de garnison sont transmis au Ministre par les directeurs dans la forme où ils les reçoivent.

(2) Se reporter au renvoi de l'article 25.

(3) Cette partie du rapport dont des extraits pourront être publiés dans la statistique médicale des troupes coloniales, doit être établie sous une forme sommaire et ne contenir que des faits précis et dûment constatés.

au point de vue de leur fréquence, de leur gravité, de leur répartition géographique ou saisonnière, de leur curabilité, de leur prophylaxie, etc.

L'état sanitaire de l'année sera comparé à celui des années précédentes ;

c. Les rapatriements au point de vue de leur cause (pour paludisme, pour autres affections endémiques, etc.), de leur nombre, du temps de service des malades qui ont été l'objet de cette mesure, de leurs séjours antérieurs dans la même colonie ou dans une autre colonie, etc.

Le commandant supérieur des troupes y apposera son visa, et, s'il y a lieu, consignera ses observations.

ART. 32.

La statistique annuelle de la colonie doit parvenir au Ministre des Colonies sous le timbre : *Inspection générale du Service de Santé,* par l'intermédiaire du commandant supérieur des troupes et du Gouverneur, avant le 1er du mois de mai suivant l'exercice au titre duquel elle est établie.

Dispositions transitoires.

ART. 33.

La statistique annuelle concernant l'année 1914 sera établie dans les conditions prévues par l'instruction du 26 août 1902, mais seulement pour la période comprise entre le 1er janvier et le 30 septembre 1914 inclus. Cette statistique sera adressée le 15 janvier 1915 par les médecins-chefs des corps de troupe et des hôpitaux, aux directeurs ou chefs de Service de Santé, et le 1er mars 1915, par les directeurs, au Ministre.

A partir du 1er octobre 1914, pour l'année comprise entre cette date et le 30 septembre 1915 inclus et les années suivantes, la statistique sera établie conformément à la nouvelle instruction.

DEUXIÈME PARTIE.

NOTICE

POUR L'EMPLOI DE LA NOMENCLATURE NOSOLOGIQUE GÉNÉRALE ET DES TABLEAUX ANNEXES.

NOMENCLATURE NOSOLOGIQUE GÉNÉRALE.

1° La nomenclature nosologique générale sert à l'établissement des statistiques mensuelles et de la statistique annuelle des corps de troupe et des hôpitaux. On devra se conformer strictement à ses indications et à l'ordre adopté.

Un index alphabétique (v. p. 48) a été dressé pour faciliter la recherche du numéro de classement de chaque affection.

2° Les maladies qui ne sont pas mentionnées dans la nomenclature, quelle que soit leur origine ou leur étiologie, seront classées au numéro «Autres affections» de l'organe ou de l'appareil intéressé. Exemple : l'aspergillose pulmonaire sera classée au n° 153 (autres affections des organes respiratoires); le lichen, le pemphigus seront classés au n° 299 *a* (autres affections de la peau et de ses annexes).

3° Les affections symptomatiques doivent toujours être rattachées à leur cause pathologique. Exemple : cirrhose alcoolique n° 79 *b* (alcoolisme chronique). Péritonite aiguë par perforation dans l'appendicite aiguë (appendicite aiguë avec complications).

De même les manifestations locales des maladies infectieuses ou générales seront classées au numéro de la maladie dont elles sont la conséquence. Exemple : l'angine diphtérique n° 13 (diphtérie); la broncho-pneumonie grippale n° 11 *b* (grippe compliquée).

4° Les complications immédiates ou directes des traumatismes, telles que : hémorragies, pneumothorax, hernies du poumon ou du cerveau, péritonite ou méningo-encéphalite traumatique, etc., sont portées au numéro des lésions traumatiques qui les ont provoquées. Par contre, des numéros particuliers ont été prévus pour les suites éloignées de traumatismes, telles que : épilepsie traumatique, cataracte traumatique, névrite traumatique, etc. Ces numéros ont été classés dans les sections des organes ou appareils intéressés.

5° Lorsqu'un malade présente plusieurs affections ou contracte en cours de traitement une nouvelle maladie, il est classé au numéro de la maladie qui présente le plus d'importance; un blessé atteint de plusieurs blessures est classé au numéro de la blessure la plus grave.

6° Lorsqu'un malade succombe à une complication d'une maladie générale ou d'une affection organique bien déterminée, le décès doit toujours être porté au titre de la maladie primitive. De même les décès survenus à la suite des traumatismes et accidents sont classés aux numéros des lésions traumatiques qui les ont provoqués.

TABLEAU ANNEXE N° 1.

Nomenclature nosologique réduite. L'instruction du 16 avril 1914 prévoit l'établissement d'une statistique médicale annuelle de garnison (état XVII). Cette statistique ne saurait comprendre toutes les maladies énumérées dans la nomenclature; elle doit être exclusivement limitée aux affections qui permettent d'apprécier, soit par leur fréquence, soit par leur nature, l'état sanitaire d'une garnison et le degré de salubrité de la localité qu'elle occupe. Ces maladies sont désignées par le tableau annexe n° 1.

Toutes les maladies mentionnées dans la première partie de ce tableau doivent être portées sur l'état XVII, même lorsqu'elles n'ont donné lieu à aucune entrée à l'hôpital ni à aucun décès.

TABLEAU ANNEXE N° 2.

Nomenclature des traumatismes et accidents. Il a paru impossible de classer les lésions traumatiques suivant leur agent déterminant; cette manière de faire aurait présenté le grave inconvénient d'augmenter outre mesure les numéros de la nomenclature. Ces agents et les différentes catégories de traumatismes ont été groupés dans une nomenclature spéciale, *dite* nomenclature des traumatismes et accidents survenus en service commandé. Cette nomenclature est établie à l'aide de lettres majuscules comme indice.

Son emploi permettra de compléter facilement, soit sur le billet d'hôpital, soit sur les différents registres du diagnostic des lésions traumatiques par la désignation de l'agent vulnérant. Exemple : fracture de la voûte du crâne par coup de pied de cheval, n° 339 *a* M; par coup de feu accidentel, n° 339 *a* H; par blessure de guerre (petit projectile), n° 339 *a* B. Cette nomenclature servira également à établir une statistique des traumatismes et accidents survenus en service commandé en tenant compte à la fois des lésions observées et de la nature du traumatisme; elle permettra en outre d'effectuer une statistique des blessures de guerre.

TABLEAU ANNEXE N° 3.

Statistique chirurgicale des hôpitaux. Ce tableau donne les indications nécessaires à l'établissement de la statistique chirurgicale des hôpitaux.

NOMENCLATURE NOSOLOGIQUE GÉNÉRALE.

SECTION I.

MALADIES INFECTIEUSES ET PARASITAIRES.

1. Rougeole .... { *a.* simple; *b.* compliquée.
2. Rubéole.
3. Scarlatine .... { *a.* simple; *b.* compliquée.
4. Variole.
5. Varicelle.
6. Dengue.
7. Suette miliaire.
8. Érysipèle .... { *a.* médical; *b.* chirurgical.
9. Erythèmes polymorphes infectieux.
10. Rhumatisme articulaire aigu ... { *a.* sans complications; *b.* avec complications cardiaques; *c.* autres complications.
11. Grippe .... { *a.* simple; *b.* compliquée.
12. Oreillons .... { *a.* simples; *b.* avec orchite simple; *c.* avec orchite double; *d.* autres complications.
13. Diphtérie.

13 *bis*. Porteurs de bacilles diphtériques.

14. Coqueluche.
15. Méningite cérébro-spinale aiguë, dite *épidémique* .... { *a.* à méningocoques; *b.* à paraméningocoques; *c.* autres germes.

15 *bis*. Porteurs de germes de la méningite cérébro-spinale.

16. Paralysie spinale aiguë de l'adulte (poliomyélite infectieuse aiguë).
17. Embarras gastrique fébrile.
18. Fièvres paratyphoïdes.
19. Fièvre typhoïde .... { *a.* sujets non vaccinés; *b.* sujets vaccinés [1].

19 *bis*. Porteur de bacilles typhiques ou paratyphiques.

20. Fièvre à phlébotomus (pseudo-dengue, fièvre des 5-7 jours, fièvre des ports de l'Inde et de l'Extrême-Orient).

---

[1] Ne comprendre dans ce numéro que les malades qui ont reçu le nombre réglementaire d'injections vaccinantes et dont la fièvre typhoïde aura débuté quinze jours au moins après la dernière de ces injections.

21. Mélitococcie (fièvre ondulante).
22. Typhus exanthématique.
23. Choléra.
24. Peste.
25. Fièvre jaune.
26. Dysenterie bacillaire.
27. Amibiase
   - a. dysentérique [1];
   - b. hépatique congestive;
   - c. hépatique suppurée;
   - d. autres localisations.

27 *bis*. Porteurs d'amibes.
27 *ter*. Dysenteries à étiologies diverses [2].
28. Diarrhée chronique des pays chauds.
29. Paludisme de première invasion.
   - a. fièvre intermittente, rémittente ou continue;
   - b. accès pernicieux;
   - c. anémie ou cachexie;
   - d. autres manifestations.

29 *bis*. Paludisme de deuxième invasion et récidives.
   - a. fièvre intermittente, rémittente ou continue;
   - b. accès pernicieux;
   - c. anémie ou cachexie;
   - d. autres manifestations.

30. Fièvre bilieuse hémoglobinurique.
31. Leishmanioses
   - a. bouton de Biskra;
   - b. Kala-Azar.
   - c. pian-bois.
32. Trypanosomiase.
33. Spirilloses
   - a. fièvre récurrente;
   - b. Tick-fever;
   - c. Frambœsia. Pian.
34. Phagédénisme et ulcères phagédéniques des pays chauds.
35. Pourriture d'hôpital.
36. Septicémie et pyohémie.
37. Gangrène gazeuse.
38. Tétanos.
39. Charbon.
40. Rage.
41. Morve.
42. Lèpre.
43. Tuberculose
   - a. pulmonaire fermée;
   - b. pulmonaire ouverte;
   - c. du larynx;
   - d. pleurale;
   - e. péritonéale;
   - f. méningée;
   - g. vertébrale;
   - h. osseuse et articulaire;
   - i. génito-urinaire;
   - j. ganglionnaire;

---

[1] Classer sous cette rubrique les dysenteries amibiennes mixtes.
[2] Indiquer l'agent quand il aura été reconnu (balantidium, Lamblia, etc.).

43. Tuberculose (*Suite.*)
- *k.* autres localisations tuberculeuses;
- *l.* miliaire aiguë.

44. Blennorrhagie
- *a.* aiguë simple;
- *b.* chronique simple;
- *c.* complications diverses de la blennorrhagie aiguë ou chronique.

45. Syphilis
- *a.* primaire;
- *b.* secondaire;
- *c.* tertiaire.

46. Chancre mou
- *a.* simple;
- *b.* compliqué (adénite suppurée).

47. Actinomycose.
48. Sporotrichose.
49. Pied de Madura.
50. Tænias.
51. Cysticercose.
52. Kystes hydatiques
- *a.* du foie;
- *b.* autres localisations.

53. Ankylostomiases [1].
54. Trichinose.
55. Distomatose
- *a.* hœmatobium (Bilharziose);
- *b.* hépatique;
- *c.* autres variétés.

56. Filarioses et microfilarioses
- *a.* de Bancroft [2];
- *b.* loa;
- *c.* perstans;
- *d.* autres variétés (craw-craw).

56 *bis*. Dracunculose (Filaire de Médine, Ver de Guinée).

57. Autres helminthiases
- *a.* lombricose;
- *b.* tricocéphalose;
- *c.* autres variétés.

SECTION II.

MALADIES DIVERSES.

58. Développement physique insuffisant [3].
59. Faiblesse organique et troubles organiques suspects [4] (imminence tuberculeuse).

---

[1] Indiquer s'il s'agit de l'ankylostome duodénal ou du Necator americanus, lorsque la variété aura été reconnue.

[2] Classer dans ce numéro les différentes manifestations pathologiques de la filaire de Bancroft : varices lymphatiques et adéno-lymphocèle; ascite et pleurésie chyleuses; hydrocèle chyleuse; hémato-chylurie; éléphantiasis.

[3] Classer dans ce numéro les réformes prononcées pour insuffisance physique : taille, poids, périmètre thoracique, développement musculaire.

[4] Classer dans ce numéro tout malade qui, à défaut de signes objectifs permettant le diagnostic d'une maladie déterminée, présente un état pathologique caractérisé par les symptômes suivants : anémie, faiblesse générale, instabilité thermique et vaso-motrice, troubles dyspeptiques, amaigrissement avec ou sans modifications des phénomènes respiratoires du sommet des poumons.

Toutefois, lorsqu'il sera possible d'affirmer l'existence d'une localisation tuberculeuse, même à son début, le malade sera classé suivant l'organe atteint dans une des divisions du n° 43, «tuberculose».

60. Courbature simple ou fébrile.
61. Faiblesse générale, suite de maladies aiguës.
62. Anémie des pays chauds.
63. Affections du sang..........
    - *a.* anémie pernicieuse progressive;
    - *b.* purpura;
    - *c.* hémophilie;
    - *d.* leucémie;
    - *e.* autres affections.
64. Affections de la rate.
65. Affections du corps thyroïde...
    - *a.* goître simple;
    - *b.* goître exophtalmique;
    - *c.* autres affections et insuffisance thyroïdienne.
66. Affections des capsules surrénales et insuffisance surrénale.
67. Affections du corps pituitaire et insuffisance hypophysaire.
68. Rhumatismes chroniques [1].
69. Goutte.
70. Glycosuries et diabète sucré.
71. Diabète azoturique.
72. Polyurie essentielle.
73. Phosphaturie.
74. Obésité.
75. Affections dystrophiques [2].....
    - *a.* de la peau et du tissu cellulaire;
    - *b.* des muscles;
    - *c.* du squelette.
76. Scorbut.
77. Béribéri.
78. Intoxications alimentaires.....
    - *a.* par conserves;
    - *b.* par viandes avariées;
    - *c.* autres causes.
79. Alcoolisme................
    - *a.* aigu et delirium tremens;
    - *b.* chronique.
80. Intoxication chronique........
    - *a.* par l'opium;
    - *b.* par la morphine;
    - *c.* par la cocaïne;
    - *d.* par le plomb;
    - *e.* autres variétés.
81. Fistules et tumeurs congénitales (kystes branchiaux et dermoïdes).
82. Tumeurs bénignes [3].
83. Tumeurs malignes..........
    - *a.* cancer (quel qu'en soit le siège);
    - *b.* ostéosarcôme (quel qu'en soit le siège);
    - *c.* autres variétés (quel qu'en soit le siège).

---

[1] Comprendre dans ce numéro l'arthrite chronique déformante.

[2] Comprendre dans ces numéros les affections dystrophiques d'origines indéterminées, telles que : *a.* sclérodermie, adipose douloureuse de Dercum, etc.; *b.* maladie de Thomsen; paralysie musculaire pseudo-hypertrophique, etc.; *c.* rachitisme, ostéomalacie, etc.

[3] Ne pas comprendre dans ce numéro l'ostéome musculaire et les tumeurs bénignes de certains organes qui se trouvent indiquées dans la nomenclature : polypes des fosses nasales, n° 86; polypes naso-pharyngiens, n° 103; polypes du larynx, n° 137; polypes du rectum et de l'anus, n° 130; ostéome musculaire, n° 222; chéloïdes, n° 287 *bis*.

SECTION III.

AFFECTIONS DES FOSSES NASALES, DE LA CAVITÉ BUCCALE, DES GLANDES SALIVAIRES ET DU PHARYNX.

84. Rhinites et rhino-pharyngites.. { *a.* aiguës; *b.* chroniques.
85. Épistaxis.
86. Polypes muqueux des fosses nasales.
87. Ozène.
88. Affections de la cloison et des cornets.
89. Sinusites.
90. Bec-de-lièvre.
91. Affections des dents.......... { *a.* carie dentaire et denture insuffisante consécutive; *b.* accidents d'éruption de la dent de sagesse; *c.* autres affections des dents et complications.
92. Stomatite simple.
93. Stomatite ulcéro-membraneuse.
94. Glossite.
95. Grenouillette.
96. Parotidite non ourlienne.
97. Phlegmon du plancher de la bouche (angine de Ludwig).
98. Angine et amygdalite aiguës.
99. Angine fuso-spirillaire (angine de Vincent).
100. Amygdalite et péri-amygdalite phlegmoneuses.
101. Hypertrophie des amygdales.
102. Végétations adénoïdes.
103. Fibrome naso-pharyngien.
104. Autres affections des fosses nasales, de la cavité buccale, des glandes salivaires et du pharynx.

SECTION IV.

AFFECTIONS DE L'ABDOMEN ET DES ORGANES DIGESTIFS.

105. Corps étranger de l'œsophage et de l'estomac.
106. Rétrécissement de l'œsophage [1].
107. Embarras gastrique simple.
108. Gastralgie.
109. Dyspepsie.
110. Dilatation de l'estomac.
111. Ulcères de l'œsophage, de l'estomac, du duodenum et leurs complications.
112. Gastrite chronique.
113. Diarrhées aiguës et entérites aiguës.
114. Entérite muco-membraneuse.

---

[1] Ne pas comprendre dans ce numéro le rétrécissement d'origine cancéreuse.

115. Appendicite.............. { a. aiguë sans complications; b. aiguë avec complications; c. chronique ou refroidie avec ou sans complications.
116. Occlusion intestinale et complications.
117. Congestion et hypertrophie du foie.
118. Cirrhoses du foie.
119. Ictère.................. { a. simple ou catarrhal; b. infectieux ou grave.
120. Cholécystites.
121. Lithiase biliaire.
122. Pancréatites.
123. Éventrations.
124. Hernie simple............. { a. inguinale; b. de la ligne blanche et épigastrique; c. ombilicale; d. crurale; e. autres variétés.
124 *bis*. Récidive de hernie après intervention chirurgicale pour cure radicale.
125. Hernie étranglée (quel qu'en soit le siège).
126. Ptose des viscères abdominaux (rein excepté).
127. Prolapsus du rectum.
128. Rétrécissement du rectum [1].
129. Corps étranger du rectum.
130. Polypes de l'anus et du rectum.
131. Fissures à l'anus.
132. Abcès et fistules de la région ano-périnéale.
133. Autres affections de l'abdomen et des organes digestifs.

SECTION V.

AFFECTIONS DES ORGANES RESPIRATOIRES ET DU MÉDIASTIN.

134. Corps étranger des voies aériennes.
135. Sténose des voies aériennes.
136. Œdème de la glotte.
137. Polypes et autres tumeurs bénignes du larynx.
138. Laryngite [2] .... { a. aiguë; b. chronique.
139. Trachéite et bronchite aiguës.
140. Broncho-pneumonie et bronchite capillaire.
141. Pneumonie.
142. Congestions aiguës du poumon [3].
143. Œdème aigu du poumon.
144. Embolie pulmonaire.
145. Abcès du poumon et gangrène pulmonaire.

---

[1] Ne pas comprendre dans ce numéro le rétrécissement d'origine cancéreuse.
[2] Ne pas comprendre dans ce numéro la laryngite tuberculeuse.
[3] Comprendre dans ce numéro : la congestion aiguë à forme pneumonique (maladie de Woillez), la congestion pleuro-pulmonaire, la fluxion de poitrine, la spléno-pneumonie.

146. Catarrhe chronique des bronches et bronchectasie [1].
147. Asthme.
148. Emphysème pulmonaire.
149. Pleurésie sèche.
150. Pleurésie aiguë séro-fibrineuse.
151. Pleurésie purulente.
152. Symphyse pleurale.
153. Autres affections des organes respiratoires.
154. Affections du médiastin.

SECTION VI.

AFFECTIONS DE L'APPAREIL CIRCULATOIRE [2].

155. Syncope.
156. Péricardite .... { *a*. aiguë; *b*. chronique.
157. Endocardite aiguë.
158. Endocardite chronique. Lésions valvulaires du cœur.
159. Maladies du myocarde.
160. Asystolie.
161. Troubles fonctionnels du cœur. { *a*. palpitations; *b*. autres troubles fonctionnels.
162. Angine de poitrine.
163. Aortite aiguë ou chronique.
164. Artérite .... { *a*. aiguë; *b*. chronique; artério-sclérose; *c*. gangrène par oblitération artérielle;
165. Anévrismes .... { *a*. de l'aorte; *b*. autres localisations.
166. Phlébite.
167. Varices et ulcères variqueux.
168. Hémorroïdes.
169. Varicocèle.
170. Autres affections de l'appareil circulatoire.

SECTION VII.

AFFECTIONS DE L'APPAREIL GÉNITO-URINAIRE.

171. Albuminuries fonctionnelles [3].
172. Néphroptose.
173. Néphrite aiguë.
174. Néphrite chronique.
175. Lithiase rénale et coliques néphrétiques.
176. Pyélites et pyélo-néphrite.

---

[1] Ne pas comprendre dans ce numéro la bronchite tuberculeuse.
[2] L'hypertrophie du cœur sera rattachée à sa cause pathologique.
[3] Comprendre dans ce numéro les albuminuries qui ne sont pas en rapport avec une lésion organique du rein.

177. Périnéphrites.
178. Cystites.
179. Calculs vésicaux.
180. Prostatites.
181. Hypertrophie de la prostate.
182. Corps étranger de l'urètre et complications.
183. Rétrécissement de l'urètre et complications.
184. Balanite. Végétations.
185. Phimosis. Paraphimosis.
186. Hypospadias. Epispadias.
187. Hydrocèle. Hématocèle.
188. Kystes de la vaginale, du cordon, de l'épididyme.
189. Ectopie testiculaire.
190. Atrophie testiculaire et troubles consécutifs.
191. Autres affections de l'appareil génito-urinaire.

SECTION VIII.

AFFECTIONS DU SYSTÈME NERVEUX.

192. Méningites aiguës autres que la méningite cérébro-spinale dite épidémique.
193. Abcès du cerveau [1] et du cervelet.
194. Congestion cérébrale.
195. Hémorragie cérébrale et accidents consécutifs.
196. Ramollissement cérébral.
197. Tumeurs du cerveau et du cervelet.
198. Atrophie musculaire progressive.
199. Ataxie locomotrice.
200. Sclérose en plaques.
201. Myélites: a. aiguës; b. chroniques.
202. Épilepsie: a. essentielle; b. traumatique.
203. Hystérie.
204. Incontinence nocturne d'urine.
205. Névrose traumatique.
206. Neurasthénie, psychasthénie.
207. Chorée.
208. Paralysie agitante.
209. Tics et tremblements essentiels.
210. Dégénérescence mentale.
211. Confusion mentale: a. aiguë; b. chronique. (Démence précoce.)
212. Manie, mélancolie ou psychose maniaque dépressive.
213. Psychoses systématiques essentielles aiguës ou chroniques.
214. Paralysie générale progressive.
215. Névrite: a. névrite traumatique; b. névrites et polynévrites non traumatiques. c. aïnhum.

[1] Ne pas comprendre dans ce numéro les abcès consécutifs à l'otite moyenne suppurée (voir n° 263).

216. Névralgie................
- a. faciale;
- b. intercostale;
- c. sciatique;
- d. autres localisations.

217. Paralysie................
- a. radiculaire;
- b. faciale;
- c. radiale;
- d. autres localisations.

218. Troubles trophiques........
- a. mal perforant;
- b. asphyxie locale et gangrène symétrique des extrémités.

219. Autres affections du système nerveux................
- a. système nerveux central;
- b. système nerveux périphérique.

SECTION IX.

AFFECTIONS DE L'APPAREIL LOCOMOTEUR.

220. Myalgies (lumbago, etc.).
221. Myosites.
222. Ostéome musculaire.
223. Rétraction des aponévroses, des tendons ou des muscles.
224. Ténosite et synovite aiguë, sèche ou séreuse.
225. Synovite suppurée.
226. Hygromas.
227. Exostose et hyperostose.
228. Périostite aiguë ou chronique [1].
229. Ostéo-myélite [1]...........
- a. aiguë;
- b. chronique.

230. Anomalies et malformations du squelette.
- a. hallux valgus;
- b. orteil en marteau ou chevauchement d'orteil;
- c. autres variétés.

231. Complications tardives des traumatismes, des articulations ou du squelette..........
- a. arthrite, hydarthrose ou périarthrite chroniques;
- b. ankylose;
- c. périostite et ostéite;
- d. cals douloureux ou exubérants;
- e. cals vicieux avec déformation ou raccourcissement du membre;
- f. pseudarthrose;
- g. troubles trophiques et autres accidents.

232. Corps étranger articulaire.
233. Hydarthrose d'origine non traumatique.
234. Arthrite d'origine non traumatique.
235. Ankylose d'origine non traumatique.
236. Panaris..................
- a. superficiels;
- b. profonds.

---

[1] Ne pas comprendre dans ce numéro les périostites ou ostéites suite de traumatismes.

237. Pieds plats et tarsalgie.
238. Pied forcé (fracture et périostite des métatarsiens consécutives à la marche).
239. Autres affections de l'appareil locomoteur.

SECTION X.

AFFECTIONS DES YEUX.

240. Affections des paupières.
241. Affections des voies lacrymales.
242. Trachôme.
243. Conjonctivites.
244. Kératites.
245. Taie de la cornée.
246. Iritis.
247. Cataracte .... { a. spontanée; b. traumatique.
248. Glaucome.
249. Affections du corps vitré.
250. Affections de la choroïde et de la rétine.
251. Affections du nerf optique.
252. Ophtalmie sympathique.
253. Amblyopie.
254. Vices de réfraction .... { a. myopie; b. hypermétropie; c. astigmatisme.
255. Héméralopie.
256. Daltonisme.
257. Strabisme.
258. Autres affections des yeux.

SECTION XI.

AFFECTIONS DES OREILLES.

259. Affections du conduit auditif externe et du pavillon de l'oreille.
260. Corps étranger du conduit auditif.
261. Otite moyenne catarrhale aiguë.
262. Otite moyenne suppurée..... { a. aiguë; b. chronique.
263. Complications des otites moyennes suppurées ...... { a. mastoïdite; b. trombo-phlébite; c. suppuration intracranienne.
264. Otite scléreuse.
265. Otite interne et labyrinthite.
266. Surdité.
267. Affections de la trompe d'Eustache.
268. Autres affections des oreilles.

SECTION XII.

MALADIES DE LA PEAU ET DES ANNEXES (GLANDES ET POILS), DU TISSU CELLULAIRE, DES VOIES LYMPHATIQUES.

269. Érythème simple (y compris l'érythème solaire).
270. Urticaire.
271. Herpès.
272. Zona.
273. Prurigo.
274. Impétigo.
275. Eczéma................ { a. aigu; b. chronique.
276. Psoriasis.
277. Ichtyose.
278. Hyperhydrose.
279. Alopécie.
280. Pelade.
281. Érythrasma.
282. Pityriasis.
283. Tricophytie.
284. Favus.
285. Mycoses exotiques : Tokelau, Caratès, Piédra, Khi-Kuen, etc. (1).
286. Dermites et autres accidents produits par des parasites animaux.............. { a. gale; b. myiases; c. puce chique; d. autres parasites.
287. Cicatrices et maladies des cicatrices (fausses chéloïdes).
287 *bis*. Chéloïdes.
288. Kystes sébacés.
289. Furoncle et abcès tubéreux.
290. Anthrax.
291. Ongle incarné, onyxis.
292. Excoriations, abcès et autres accidents locaux légers consécutifs à la marche.
293. Excoriations, ecthyma, abcès et autres accidents locaux légers du cavalier.
294. Abcès et phlegmon circonscrits du tissu cellulaire sous-cutané des diverses régions.
295. Adéno-phlegmon et phlegmon du tissu cellulaire sous-aponévrotique et du tissu cellulaire profond des diverses régions (2).
296. Lymphangite et adénite aiguës.
297. Adénite chronique (3).
298. Affections des glandes mammaires.
299. Autres affections.......... { a. de la peau et de ses annexes; b. des organes lymphatiques.

---

(1) Ne pas comprendre dans ce numéro le Pied de Madura, classé au n° 49.

(2) Ne pas comprendre dans ce numéro le phlegmon du plancher de la bouche et la périnéphrite suppurée, classés aux n°s 97 et 177.

(3) Ne pas comprendre dans ce numéro les adénites tuberculeuses, syphilitiques, cancéreuses ou chancrelleuses.

SECTION XIII.

LÉSIONS TRAUMATIQUES.

§ 1°. *Lésions traumatiques des parties molles (non compris les ruptures musculaires ou tendineuses, les entorses et les luxations).*

300. Lésions des régions du crâne.	*a.* lésions du cuir chevelu; *b.* lésions de l'encéphale et de ses enveloppes (commotion cérébrale sans fracture); *c.* lésions de l'oreille et de ses cavités.
301. Lésions des régions du rachis.	*a.* lésions des parties molles superficielles; *b.* lésions de la moelle épinière et de ses enveloppes (hématorachis et commotion de la moelle sans fracture).
302. Lésions de la face (globes oculaires exceptés)..........	*a.* lésions des parties molles superficielles; *b.* lésions de la cavité orbitaire et de son contenu (à l'exclusion de l'œil); *c.* lésions des fosses nasales et de leurs annexes; *d.* lésions de la cavité buccale et de ses organes.
303. Lésions des globes oculaires...	*a.* sans altération de l'acuité visuelle; *b.* avec diminution partielle de l'acuité visuelle [1]; *c.* avec perte totale de la vision d'un œil; *d.* avec perte totale de la vision des deux yeux (cécité absolue).
304. Lésions du cou............	*a.* lésions des téguments, muscles et tendons [2]; *b.* lésions des principaux vaisseaux et nerfs; *c.* lésions des organes.
305. Lésions du thorax..........	*a.* lésions des parois; *b.* lésions de la cavité thoracique et de ses organes.
306. Lésions de l'abdomen.......	*a.* lésions des parois; *b.* lésions de la cavité abdominale et de ses organes.
307. Lésions de la région lombaire.	*a.* lésions des parois; *b.* lésions des organes profonds (rein, bassinet, vaisseaux et nerfs).
308. Lésions du bassin..........	*a.* lésions des parois; *b.* lésions de la cavité pelvienne et de ses organes.
309. Lésions du périnée, du scrotum et du pénis.........	*a.* lésions des téguments et des parties molles superficielles; *b.* lésions des organes (urètre, cordon, testicule).

---

[1] Indiquer le degré de l'acuité visuelle sur le billet d'hôpital et les registres statistiques.

[2] Comprendre dans ce numéro tout traumatisme des parties molles n'intéressant ni les principaux aisseaux ou nerfs, ni les organes de la face ou du cou.

310. Lésions de l'épaule et de la région claviculaire........	a. lésions des téguments, des muscles et tendons [1]; b. lésions des principaux vaisseaux et nerfs; c. lésions articulaires (autres que les entorses et les luxations).
311. Lésions du bras............	a. lésions des téguments, des muscles et tendons [1]; b. lésions des principaux vaisseaux et nerfs.
312. Lésions du coude...........	a. lésions des téguments, des muscles et tendons [1]; b. lésions des principaux vaisseaux et nerfs; c. lésions articulaires (autres que les entorses et les luxations).
313. Lésions de l'avant-bras.......	a. lésions des téguments, des muscles et tendons [1]; b. lésions des principaux vaisseaux et nerfs.
314. Lésions du poignet..........	a. lésions des téguments, des muscles et tendons [1]; b. lésions des principaux vaisseaux et nerfs; c. lésions articulaires (autres que les entorses et les luxations).
315. Lésions de la main et des doigts.................	a. lésions des téguments, des muscles et tendons [1]; b. lésions des principaux vaisseaux et nerfs; c. lésions articulaires (autres que les entorses et les luxations).
316. Lésions de la hanche........	a. lésions des téguments, des muscles et tendons [1]; b. lésions des principaux vaisseaux et nerfs; c. lésions articulaires (autres que les entorses et les luxations).
317. Lésions de la cuisse.........	a. lésions des téguments, des muscles et tendons [1]; b. lésions des principaux vaisseaux et nerfs.
318. Lésions du genou...........	a. lésions des téguments, des muscles et tendons [1]; b. lésions des principaux vaisseaux et nerfs; c. lésions articulaires (autres que les entorses et les luxations).
319. Lésions de la jambe.........	a. lésions des téguments, des muscles et tendons [1]; b. lésions des principaux vaisseaux et nerfs.
320. Lésions du cou-de-pied......	a. lésions des téguments, des muscles et tendons [1]; b. lésions des principaux vaisseaux et nerfs; c. lésions articulaires (autres que les entorses et les luxations).

[1] Comprendre dans ce numéro tout traumatisme des parties molles n'intéressant ni les principaux vaisseaux ou nerfs, ni les articulations.

321. Lésions du pied et des orteils..
- a. lésions des téguments, des muscles et tendons[1];
- b. lésions des principaux vaisseaux et nerfs;
- c. lésions articulaires (autres que les entorses et les luxations).

§ 2°. *Ruptures musculaires ou tendineuses et entorses.*

322. Rupture musculaire ou aponévrotique. Hernie musculaire.
323. Rupture de tendons.
324. Entorse du genou avec ou sans hémo-hydarthrose.
325. Entorse tibio-médiotarsienne.
326. Autres entorses.

§ 3°. *Luxations.*

327. Luxation de la colonne vertébrale.
328. Luxation du maxillaire inférieur.
329. Luxation de l'épaule.
330. Luxation de la clavicule.
331. Luxation du coude.
332. Luxation du poignet et des os du carpe.
333. Luxation du pouce.
334. Luxation de la hanche.
335. Luxation de la rotule.
336. Luxation du genou.
337. Luxation du cou-de-pied.
338. Autres luxations.

§ 4°. *Fractures.*

339. Fractures du crâne.........
- a. de la voûte;
- b. de la base.

340. Fracture de la colonne vertébrale.
341. Fracture des os de la face (non compris le maxillaire inférieur).
342. Fracture du maxillaire inférieur.
343. Fracture des côtes et du sternum.
344. Fracture du bassin.
345. Fracture de la clavicule.
346. Fracture articulaire de l'épaule.
347. Fracture du bras.
348. Fracture articulaire du coude.
349. Fracture de l'avant-bras.
350. Fracture de l'extrémité inférieure du radius.
351. Fracture du carpe, du métacarpe et des doigts.
352. Fracture articulaire de la hanche.
353. Fracture de la cuisse.
354. Fracture de la rotule.
355. Autres fractures articulaires du genou.
356. Fracture de la jambe.

---

[1] Comprendre dans ce numéro tout traumatisme des parties molles n'intéressant ni les principaux vaisseaux ou nerfs ni les articulations.

357. Fracture malléolaire du cou-de-pied.
358. Fracture de l'astragale et du calcanéum.
359. Fracture du tarse antérieur, du métatarse et des orteils.

§ 5°. *Mutilation par accident ou blessure de guerre.*

360. Mutilation par accident ou blessure de guerre du membre supérieur...............
   - *a.* perte partielle ou totale d'un ou plusieurs doigts;
   - *b.* perte partielle ou totale de la main;
   - *c.* perte partielle ou totale de l'avant-bras;
   - *d.* perte partielle du bras;
   - *e.* perte totale du membre supérieur.

361. Mutilation par accident ou blessure de guerre du membre inférieur...............
   - *a.* perte partielle ou totale d'un ou plusieurs orteils;
   - *b.* perte partielle ou totale du pied;
   - *c.* perte partielle ou totale de la jambe;
   - *d.* perte partielle de la cuisse;
   - *e.* perte totale du membre inférieur.

§ 6°. *Traumatismes immédiatement mortels.*

362. Tué à l'ennemi [1].
363. Mort par accident [2].

§ 7° *Corps étrangers d'origine traumatique et accidents consécutifs.*

364. Corps étrangers d'origine traumatique et accidents consécutifs [3]...............
   - *a.* corps étranger des parties molles superficielles;
   - *b.* corps étranger des tissus et des organes profonds;
   - *c.* corps étranger du squelette.

SECTION XIV.

ACCIDENTS DIVERS.

365. Coup de chaleur atmosphérique. Insolation.
366. Brûlures...................
   - *a.* par agents thermiques;
   - *b.* par agents caustiques ou chimiques.
367. Accidents d'incendie (brûlures ou asphyxie).
368. Autres accidents dus à la chaleur [4].
369. Accidents produits par le froid.
   - *a.* accidents locaux.
   - *b.* accidents généraux.

---

[1] Comprendre dans ce numéro les blessures de guerre immédiatement ou très rapidement mortelles, lorsque la nature des lésions produites n'a pu être déterminée.

[2] Comprendre dans ce numéro tout traumatisme, autre que les blessures de guerre, immédiatement ou très rapidement mortel, lorsque la nature des lésions produites n'a pu être déterminée.

[3] Ne comprendre dans ce numéro que les accidents éloignés qui résultent de la persistance d'un corps étranger dans les tissus ou les organes.

[4] Comprendre dans ce numéro les coups de chaleur survenus dans les chaufferies.

370. Accidents produits par la foudre.
371. Accidents produits par l'électricité.
372. Accidents produits par les rayons X et le radium.
373. Submersion accidentelle.
374. Asphyxie accidentelle et intoxication par des gaz toxiques.
   a. au cours de la manipulation ou de la combustion des poudres et explosifs;
   b. appareils de chauffage ou d'éclairage;
   c. autres variétés.
375. Morsures par des animaux suspects de rage [1].
376. Morsures et piqûres venimeuses [2].
377. Blessures par des armes empoisonnées.
378. Piqûres anatomiques et accidents consécutifs.
379. Accidents de vaccination.....
   a. vaccination antivariolique;
   b. vaccination antityphoïdique;
   c. autres vaccinations.
380. Accidents de sérothérapie. Anaphylaxie.
381. Empoisonnements accidentels (quelle qu'en soit la cause).
382. Mort subite de cause inconnue.
383. Disparus.
384. Assassinés.
385. Exécutés.
386. Suicides et tentatives de suicide..................
   a. par coup de feu;
   b. par arme blanche;
   c. par asphyxie;
   d. par submersion.
   e. par pendaison;
   f. par empoisonnement;
   g. par précipitation;
   h. par écrasement.
   i. autres causes.

SECTION XV.

387. Maladies simulées (*indiquer la maladie simulée*) [3].
388. Maladies provoquées (*indiquer la maladie provoquée*) [3].
389. Mutilations volontaires (*indiquer la nature des lésions*) [3].
390. Malades en observation......
   a. pour expertise médico-légale;
   b. pour autres causes (*indiquer les causes*) [3].
391. Évacués [4].

---

[1] Comprendre exclusivement dans ce numéro les cas traités par la vaccination antirabique.

[2] Les morsures et piqûres non venimeuses seront portées au numéro des lésions produites (section XIII).

[3] Sur le billet d'hôpital et les registres d'entrée.

[4] Classer dans ce numéro les malades entrés dans un hôpital par évacuation. (Voir les indications données par l'article 20 E de l'instruction pour l'établissement de la statistique.) Ce numéro ne doit pas figurer dans la statistique des corps de troupe.

TABLEAU ANNEXE N° 1.

Nomenclature nosologique réduite [1].

(Établissement de la statistique médicale de garnison, État XVII.)

Première partie [2].

Groupe	Maladie	Subdivisions
Maladies épidémiques	1. Rougeole.	
	4. Variole.	
	6. Dengue.	
	12. Oreillons.	
	19. Fièvre typhoïde.	
	23. Choléra.	
	24. Peste.	
	25. Fièvre jaune.	
Maladies endémiques et endémo-épidémiques	20. Fièvre à phlébotomes.	
	26. Dysenterie bacillaire.	
	27. Amibiase	*a.* dysentérique; *b.* hépatique (congestive); *c.* hépatique suppurée.
	27 *ter*. Autres dysenteries.	
	28. Diarrhée chronique endémique.	
	29. Paludisme de première invasion.	
	29 *bis*. Récidive de paludisme.	
	30. Fièvre bilieuse hémoglobinurique.	
	31. Leishmanioses	*a.* bouton de Biskra, bouton d'Orient; *b.* Kala-Azar.
	32. Trypanosomiase.	
	33. Spirilloses	*a.* fièvre récurrente; *b.* tick-fever; *c.* tian.
	34. Ulcères phagédéniques.	
	38. Tétanos.	
	42. Lèpre.	
	50. Tœnias.	
	53. Ankylostomiases.	
	55. Distomatoses	*a.* bilharziose; *b.* D. hépatique.

[1] Sauf indication contraire, comprendre dans les mêmes chiffres les subdivisions de chaque numéro.

[2] Toutes les maladies mentionnées dans la première partie du tableau doivent être portées sur l'état XVII, même lorsqu'elles n'ont donné lieu à aucune entrée à l'hôpital ni à aucun décès.

Maladies endémiques et endémo-épidémiques. (*Suite.*)......	56. Filarioses et micro-filarioses. { *a.* de Bancroft; *b.* Loa; *c.* perstans. 56 *bis.* Dracunculose. 57. Helminthiases. { *a.* lombricose; *b*, *c.* autres variétés. 77. Bériberi. 365. Insolation; coup de chaleur atmosphérique.
Maladies sporadiques........	43. *a* et *b.* Tuberculoses pulmonaires. 43. *c* à *e.* Autres tuberculoses. 79. Alcoolisme. 113. Diarrhée aiguë non endémique. 140. Broncho-pneumonie. 141. Pneumonie. 142. Congestion pulmonaire aiguë. 149 et 150. Pleurésies sèche et séro-fibrineuse. 386. Suicides et tentatives de suicide.
Maladies vénériennes........	44. Blennorhagie. 45. Syphilis. 46. Chancre mou.

Deuxième partie [1].

Maladies épidémiques........	2. Rubéole. 3. Scarlatine. 5. Varicelle. 7. Suette miliaire. 8. *a.* Érysipèle médical. 11. Grippe. 13. Dipthérie. 15. Méningite cérébro-spinale épidémique. 16. Paralysie spinale aiguë. 18. Fièvres paratyphoïdes. 21. Mélitococcie. 22. Typhus exanthématique.
Maladies sporadiques........	10. Rhumatisme articulaire aigu et complications. 119. Ictère. 138 et 139. Laryngite, trachéite et bronchite aiguës. 151. Pleurésie purulente.

[1] Les maladies mentionnées dans la deuxième partie du tableau ne sont portées sur l'état XVII que si elles ont donné lieu à entrée à l'hôpital ou décès.

TABLEAU ANNEXE N° 2.

Nomenclature des traumatismes et accidents.

A. Blessures de guerre [1] par armes blanches.
B. Blessures de guerre [1] par petits projectiles.
C. Blessures de guerre [1] par projectiles d'artillerie.
D. Blessures de guerre [1] par explosifs.
E. Autres blessures de guerre [1] non classées.
F. Accidents par armes blanches (y comprendre les accidents d'escrime).
G. Coup de feu à blanc.
H. Accidents par armes à feu (y comprendre les accidents de tir au fusil, au revolver).
I. Accidents de tir au canon.
J. Accidents par explosifs (y comprendre les accidents de poudrières et de mines).
K. Chutes dans les escaliers ou d'un lieu élevé.
L. Accidents dans les manœuvres à pied (y comprendre les accidents de gymnastique et des exercices sportifs).
M. Accidents dans la conduite et le pansage des chevaux et animaux de bât (y comprendre les morsures et coups de pied de cheval).
N. Accidents d'équitation (y comprendre les chutes de cheval et accidents de voltige).
O. Accidents de manœuvres d'artillerie.
P. Accidents dans les manœuvres de force (manutention de poids lourds, etc.).
Q. Accidents de machine.
R. Accidents de bicyclette.
S. Accidents de voitures.
T. Accidents d'automobile.
U. Accidents de chemin de fer.
V. Accidents de bateaux.
X. Accidents de ballons.
Y. Accidents d'aéroplanes.
Z. Accidents divers, non classés [2].

---

[1] Comprendre dans cette catégorie : 1° les blessures reçues en temps de guerre; 2° les blessures reçues par des sentinelles attaquées; 3° les blessures reçues dans les circonstances où la troupe assure l'ordre public (faits de grève, service de garde, escorte, etc.).

[2] Classer dans cette catégorie les accidents divers qui figurent dans la section XIV de la nomenclature générale.

TABLEAU ANNEXE N° 3.

Statistique chirurgicale des hôpitaux.
(Établissement de l'État XV.)

LES INTERVENTIONS CHIRURGICALES DE MÊME NATURE SONT RÉUNIES PAR RÉGION DANS UNE SEULE RUBRIQUE ET RIGOUREUSEMENT CLASSÉES SUIVANT LEUR SIÈGE ANATOMIQUE DANS L'ORDRE ET SUIVANT LES INDICATIONS DONNÉES PAR LE TABLEAU CI-DESSOUS.

CLASSEMENT PAR RÉGION.		INDICATIONS PARTICULIÈRES.
SECTION I. *Crâne.*	1. Cuir chevelu. 2. Parois craniennes [1]. 3. Cavité cranienne et son contenu.	[1] Dans les interventions pour fracture du crâne distinguer : *a*) intervention pour traitement de lésions osseuses; *b*) intervention pour traitement de lésions intra-craniennes; *c*) trépanation décompressive; *d*) ponction lombaire.
SECTION II. *Rachis.*	4. Colonne vertébrale [2]. 5. Canal vertébral et son contenu.	[2] Dans les interventions pour fracture de la colonne vertébrale distinguer : *a*) interventions pour traitement de lésions osseuses; *b*) interventions pour traitement de lésions intra-rachidiennes ; *c*) ponction lombaire.
SECTION III. *Appareil auditif.*	6. Pavillon de l'oreille et oreille externe. 7. Oreille moyenne [3]. 8. Apophyse mastoïde et parties endo-craniennes avoisinantes.	[3] Dans les interventions pour complications d'otites moyennes suppurées, distinguer : *a*) trépanation de la mastoïde; *b*) évidement pétro-mastoïdien; *c*) intervention pour phlébite et sinusite; *d*) intervention pour abcès intra-craniens.
SECTION IV. *Appareil de la vision.*	9. Paupières et appareil lacrymal. 10. Globe oculaire. 11. Cavité orbitaire.	
SECTION V. *Face.*	12. Parties molles superficielles. 13. Cavité buccale et pharynx buccal. 14. Fosses nasales et naso-pharynx. 15. Autres parties molles profondes de la face. 16. Squelette de la face.	

CLASSEMENT PAR RÉGION.		INDICATIONS PARTICULIÈRES.
SECTION VI. *Cou.*	17. Parties molles superficielles. 18. Muscles et tendons. 19. Ganglions lymphatiques du tissu cellulaire profond. 20. Vaisseaux et nerfs. 21. Larynx et trachée. 22. Pharynx et œsophage. 23. Corps thyroïde. 24. Autres organes du cou.	(1) Dans les interventions pour lésions traumatiques de l'abdomen, distinguer : *a*) laparotomie exploratrice; *b*) laparotomie avec traitement de lésions des organes abdominaux. (2) Dans les hernies distinguer : *A*) cure radicale de hernie avec les variétés suivantes : 1° hernie inguinale simple; 2° hernie inguinale double; 3° hernie crurale; 4° ombilicale; 5° hernie épigastrique et de la ligne blanche; 6° autres variétés; *B*) récidive de hernie (quel que soit le siège); *C*) interventions dans les hernies étranglées, quel qu'en soit le siège. (3) Dans les interventions pour appendicite, distinguer : *a*) l'appendicite aiguë avec perforation ou péritonite généralisée; *b*) l'appendicite aiguë sans perforation ni péritonite; *c*) l'appendicite chronique ou refroidie; *d*) les abcès d'origine appendiculaire.
SECTION VII. *Thorax.*	25. Parties molles superficielles. 26. Squelette de la cage thoracique. 27. Plèvre. 28. Poumons. 29. Péricarde et cœur. 30. Médiastin et ses organes.	
SECTION VIII. *Abdomen* (1).	31. Parois abdominales. 32. Hernies (2). 33. Péritoine. 34. Estomac. 35. Intestins. 35 *bis*. Appendicite (3). 36. Foie. 37. Voies biliaires. 38. Pancréas. 39. Rate. 40. Mésentère. 41. Vaisseaux, ganglions et autres parties molles rétro-péritonéales.	
SECTION IX. *Région lombaire.*	42. Parties molles superficielles. 43. Parties molles profondes. 44. Reins et organes annexes.	
SECTION X. *Bassin.*	45. Parties molles superficielles. 46. Squelette du bassin. 47. Uretère.	

CLASSEMENT PAR RÉGION.		INDICATIONS PARTICULIÈRES.
SECTION X. *Bassin.* (Suite.)	48. Vessie. 49. Vésicules séminales. 50. Prostate. 51. Rectum. 52. Vaisseaux, ganglions et autres parties molles profondes de la cavité pelvienne.	(1) Indiquer pour chaque opération l'organe et la région intéressés. Classer dans les numéros 63 à 71 les affections qui nécessitent des interventions autres que résection, amputation, désarticulation. (2) Classer dans le numéro 72 les affections articulaires ou osseuses qui motivent des résections diaphysaires ou articulaires. (3) Classer dans le numéro 73 toute affection ou lésion du membre suivie d'amputation ou de désarticulation.
SECTION XI. *Périnée.*	53. Parties molles superficielles. 54. Anus et canal anal. 55. Urètre bulbo-membraneux. 56. Autres parties molles profondes.	
SECTION XII. *Pénis et scrotum.*	57. Pénis et urètre pénien. 58. Parties molles superficielles du scrotum. 59. Vaginale. 60. Cordon. 61. Épididyme. 62. Testicule.	
SECTION XIII. *Membres supérieurs* (1).	63. Parties molles superficielles. 64. Ganglions lymphatiques et tissu cellulaire profond. 65. Bourses séreuses et gaînes synoviales. 66. Muscles et tendons. 67. Artères. 68. Veines. 69. Nerfs. 70. Articulations (ponction, incision). 71. Squelette (curetage, évidement, coaptation, suture). 72 (2). Résections articulaires et diaphysaires. 73 (3). Désarticulations et amputations.	

CLASSEMENT PAR RÉGION.		INDICATIONS PARTICULIÈRES.
SECTION XIV. *Membres inférieurs* [1].	74. Parties molles superficielles. 75. Ganglions lymphatiques et du tissu cellulaire profond. 76. Bourses séreuses et gaînes synoviales. 77. Muscles et tendons. 78. Artères. 79. Veines. 80. Nerfs. 81. Articulations (ponction, incision) 82. Squelette (curetage, évidement, coaptation, sutures, etc.). 83 [2]. Résections articulaires et diaphysaires. 84 [3]. Désarticulations, amputations.	[1] Indiquer pour chaque opération l'organe et la région intéressés. Classer dans les numéros 74 à 82 les affections qui nécessitent des interventions autres que résection, amputation, désarticulation. [2] Classer dans le numéro 83 les affections articulaires ou osseuses qui motivent des résections diaphysaires ou articulaires. [3] Classer dans le numéro 84 toute affection ou lésion du membre suivie d'amputation ou de désarticulation. [4] Indiquer la survie ou la mort de l'enfant, la cause de l'accouchement prématuré, de l'avortement ou de la dystocie, les manœuvres obstétricales pratiquées, etc.
SECTION XV. *Organes génito-urinaires de la femme.* — *Enfants nouveau-nés.*	85. Vulve, vagin, périnée. 86. Vessie. 87. Utérus. 88. Annexes de l'utérus. 89. Accouchements normaux à terme [4]. 90. Accouchements prématurés et avortements [4]. 91. Accouchements dystociques [4]. 92. Opérations pratiquées chez les nouveau-nés.	

INDEX ALPHABÉTIQUE

DE LA NOMENCLATURE NOSOLOGIQUE.

(Avec les numéros correspondants.)

NOTA. *Toute maladie qui n'est pas mentionnée dans l'index est classée au numéro «Autres affections» de l'organe ou de l'appareil intéressé; s'il s'agit d'une affection symptomatique, elle est rattachée à sa cause pathologique.*

A

D

E

H

I

K

L

M

N

O

P

R

S

T

U

V

Y

Z

TROISIÈME PARTIE.

MODÈLES.

Les états et tableaux statistiques seront établis sur feuilles imprimées ayant les dimensions indiquées par les modèles. Les notes qui se trouvent sur ces modèles devront être exactement reproduites sur les imprimés. Les rapports pourront être établis sur feuilles non imprimées ayant les dimensions indiquées par les modèles.

Les états et tableaux nécessaires à l'établissement de la statistique des colonies, des garnisons, des hôpitaux et ambulances sont compris dans la nomenclature des imprimés du Ministère des Colonies. Ceux des corps ou détachements de troupes sont à la charge des trésoriers.

COLONIE de .

—

PLACE de .

STATISTIQUE MÉDICALE
DES TROUPES COLONIALES.

CORPS DE TROUPE.

MODÈLE N° 1.

INSTRUCTION MINISTÉRIELLE du 16 avril 1914.

COMPTE RENDU MENSUEL.

ANNÉE 19 .

MOIS D ' .

Désignation du corps de troupe ou détachement.

Nom et grade du médecin, chef de service.

Moyenne mensuelle de l'effectif total. { Européens.................... Indigènes....................

Moyenne mensuelle de l'effectif présent. { Européens.................... Indigènes....................

Subsistants des autres corps..................................

1° MALADES À LA CHAMBRE.

		EUROPÉENS.	INDIGÈNES.
Nombre des indisponibles.....	Fiévreux.......		
	Blessés.........		
Journées d'indisponibilité.....	Fiévreux........		
	Blessés.........		

NOTA. Tout détachement fournit le présent état, établi d'après la nomenclature. La minute est conservée dans les archive de l'infirmerie.

Les moyennes des effectifs s'obtiennent en divisant par 28, 29, 30 et 31, la somme des chiffres portés sur les situations journalières du mois ou de la fraction du mois passée dans la même colonie. On ne doit pas comprendre, daus ce calcul, les subsistants des autres corps dont le chiffre absolu est fourni à part.

(Dans le cas où le corps de troupe ne passe qu'une fraction du mois dans la même colonie, le chiffre obtenu par le calcul ci-dessus ne représente pas la moyenne mensuelle de son effectif, mais une moyenne proportionnelle qui doit servir de base aux calculs de la statistique.)

2° MALADES À L'INFIRMERIE.

A. *Européens.*

NUMÉROS DE LA NOMENCLATURE.	MALADIES. (Dans l'ordre de la Nomenclature.)	RESTANTS AU PREMIER JOUR DU MOIS.	ENTRÉS PENDANT LE MOIS.	SORTIS PENDANT LE MOIS.				RESTANTS AU DERNIER JOUR DU MOIS.	OBSERVATIONS. (Décès survenus en dehors de l'infirmerie et de l'hôpital; lieu et circonstances du décès.)
				Par guérison.	Par évacuation sur l'hôpital.	Par décès.	Par rapatriement.		
1	2	3	4	5	6	7	8	9	10
	Totaux.......								

B. *Indigènes.*

NUMÉROS DE LA NOMENCLATURE.	MALADIES. (Dans l'ordre de la Nomenclature.)	RESTANTS AU PREMIER JOUR DU MOIS.	ENTRÉS PENDANT LE MOIS.	SORTIS PENDANT LE MOIS.				RESTANTS AU DERNIER JOUR DU MOIS.	OBSERVATIONS. (Décès survenus en dehors de l'infirmerie et de l'hôpital; lieu et circonstances du décès.)
				Par guérison.	Par évacuation sur l'hôpital.	Par décès.	Par rapatriement.		
1	2	3	4	5	6	7	8	9	10
	Totaux.......								

3° MALADES À L'HÔPITAL.

A. *Européens.*

NUMÉROS DE LA NOMENCLATURE.	MALADIES. (Dans l'ordre de la nomenclature.)	RESTANTS AU PREMIER JOUR DU MOIS.	ENTRÉS PENDANT LE MOIS.	SORTIS PENDANT LE MOIS. Par billet.	Par retraite.	Par réforme.	Par décès.	Par rapatriement.	RESTANTS AU DERNIER JOUR DU MOIS.	OBSERVATIONS.
1	2	3	4	5	6	7	8	9	10	11
	TOTAUX.....									

B. *Indigènes.*

NUMÉROS DE LA NOMENCLATURE.	MALADIES. (Dans l'ordre de la nomenclature.)	RESTANTS AU PREMIER JOUR DU MOIS.	ENTRÉS PENDANT LE MOIS.	SORTIS PENDANT LE MOIS. Par billet.	Par retraite.	Par réforme.	Par décès.	Par rapatriement.	RESTANTS AU DERNIER JOUR DU MOIS.	OBSERVATIONS.
1	2	3	4	5	6	7	8	9	10	11
	TOTAUX.....									

(1) Y compris les militaires en permission et en congé. — Le diagnostic des restants au premier jour du mois doit, s'il y a lieu, être modifié d'un mois à l'autre.

RAPPORT SUR LE SERVICE MÉDICO-CHIRURGICAL ET SUR L'ÉTAT SANITAIRE.

A , le 19 .

Le Médecin (1) *Chef de Service,*

Vu :

Le Chef de corps ou de détachement,

(1) Nom et grade.

COLONIE
de

—

PLACE
de

—

* RÉGIMENT.

STATISTIQUE MÉDICALE DES TROUPES COLONIALES.

Année statistique du 1er octobre 19   au 30 septembre 19 .

MODÈLE N° 2.

INSTRUCTION MINISTÉRIELLE du 16 avril 1914. Article 10.

BULLETIN RÉCAPITULATIF

POUR SERVIR À L'ÉTABLISSEMENT DE LA STATISTIQUE MÉDICALE ANNUELLE DES CORPS DE TROUPE ET À LA TENUE DU REGISTRE D'INCORPORATION.

FORMAT :
Hauteur...... 0m40
Largeur...... 0m26

Sous-officiers et soldats du * { Régiment. / Bataillon.

EN SUBSISTANCE AU * { Régiment. / Bataillon.

								ENTRÉS à L'INFIRMERIE.		ENTRÉS à L'HÔPITAL.		DÉCÉDÉS.		RÉFORMÉS et RETRAITÉS.		
COMPAGNIE, ESCADRON OU BATTERIE.	NUMÉRO MATRICULE.	NOM et PRÉNOMS.	GRADE. (SOUS-OFFICIER OU SOLDAT.)	ÂGE (POUR LES SOLDATS EUROPÉENS.)	LEVÉS, ENGAGÉS OU RENGAGÉS. (Pour les indigènes.)	MALADIE. TRAUMATISME. (Indiquer la nature des traumatismes et accidents survenus en service commandé.)	NUMÉRO DE LA NOMENCLATURE.	Date de l'entrée.	Date de la sortie.	Date de l'entrée.	Date de la sortie.	Date du décès.	Lieu du décès (hôpital, infirmerie au corps, en congé).	Date de la réforme ou de la retraite.	Catégorie de réforme, classe de la retraite.	RAPATRIÉS.
1	2	3	4	5	6	7	8	9	10	11	12	13	14	15	16	17

(1) Indiquer le grade.
(2) Chef de corps ou de détachement.

Nombre total de malades à la chambre. }

Vu :
Le (2)

Fait à , le 19 .

Le Médecin (1),

COLONIE
de
—
PLACE
de

MODÈLES Nos 3 ET 3 *bis*.

INSTRUCTION MINISTÉRIELLE du 16 avril 1914.

ÉTATS I^A ET I^B.

STATISTIQUE MÉDICALE
DES TROUPES COLONIALES.

CORPS DE TROUPE.

STATISTIQUE ANNUELLE.

ANNÉE STATISTIQUE
DU 1er OCTOBRE 19 AU 30 SEPTEMBRE 19

Désignation du corps ou détachement de troupe.

Nom et grade du médecin, chef de service.

I^A. EFFECTIFS MOYENS ET MOUVEMENT GÉNÉRAL DES MALADES : TROUPES EUROPÉENNES.

I^B. EFFECTIFS MOYENS ET MOUVEMENT GÉNÉRAL DES MALADES : TROUPES INDIGÈNES.

NOTA. Moyennes de l'effectif total et moyennes de l'effectif présent. On obtient ces moyennes en additionnant les chiffres des moyennes mensuelles correspondantes et en divisant les totaux par 12; ou, pour un corps ou détachement de corps passant d'une colonie dans une autre, ou de la métropole dans une colonie, en additionnant les chiffres des situations journalières correspondantes et en divisant par 365 ou 366.

Les effectifs moyens doivent être très exactement calculés; cette recommandation s'adresse spécialement aux corps de troupe ou détachements de corps de troupe passés dans le courant d'un exercice, d'une colonie dans une autre ou de la métropole dans une colonie. Dans ce cas le chiffre obtenu ne représente pas la moyenne annuelle de l'effectif, mais une moyenne proportionnelle qui doit servir de base aux calculs de la statistique.

ÉTAT Iᵉ. — Effectifs et mouvement général des malades des troupes européennes.

Mois.	Moyennes de l'effectif total.						Moyennes de l'effectif présent.						Mouvement général des malades. (Officiers exclus.) Chambre.		Infirmerie.		Hôpital.		Décès (officiers exclus).	Rapatriés (officiers exclus).	Sorties pour inaptitude physique. (Officiers exclus.)				
	Sous-officiers.	Soldats âgés de moins de 21 ans.	Soldats âgés de 21 à 25 ans.	Soldats âgés de 25 à 30 ans.	Soldats âgés de 30 ans et au-dessus.	Total.	Sous-officiers.	Soldats âgés de moins de 21 ans.	Soldats âgés de 21 à 25 ans.	Soldats âgés de 25 à 30 ans.	Soldats âgés de 30 ans et au-dessus.	Total.	Nombre des malades.	Journées d'indisponibilité.	Entrées.	Journées de traitement.	Entrées.	Journées de traitement.			Réformes temporaires.	Réformes n° 2.	Réformes n° 1.	Retraites.	Total des radiations.
1	2	3	4	5	6	7	8	9	10	11	12	13	14	15	16	17	18	19	20	21	22	23	24	25	26
Octobre																									
Novembre																									
Décembre																									
Janvier																									
Février																									
Mars																									
Avril																									
Mai																									
Juin																									
Juillet																									
Août																									
Septembre																									
Totaux et moyennes																									

ÉTAT Iᵉ. — Effectifs et mouvement général des malades des troupes indigènes.

Mois.	Moyennes de l'effectif total.				Moyennes de l'effectif présent.				Mouvement général des malades. (Officiers exclus.) Chambre.		Infirmerie.		Hôpital.		Décès (officiers exclus).	Rapatriés (officiers exclus).	Sorties pour inaptitude physique. (Officiers exclus.)				
	Sous-officiers.	Soldats levés ou engagés.	Soldats rengagés.	Total.	Sous-officiers.	Soldats levés ou engagés.	Soldats rengagés.	Total.	Nombre des malades.	Journées d'indisponibilité.	Entrées.	Journées de traitement.	Entrées.	Journées de traitement.			Réformes temporaires.	Réformes n° 2.	Réformes n° 1.	Retraites.	Total des radiations.
1	2	3	4	5	6	7	8	9	10	11	12	13	14	15	16	17	18	19	20	21	22
Octobre																					
Novembre																					
Décembre																					
Janvier																					
Février																					
Mars																					
Avril																					
Mai																					
Juin																					
Juillet																					
Août																					
Septembre																					
Totaux et moyennes																					

Vu :

Le Chef de corps ou de détachement,

Fait à , le 19 .

Le Médecin ,

COLONIE

de

—

PLACE

de

Modèle N° 4.

—

INSTRUCTION MINISTÉRIELLE du 16 avril 1914.

—

État IV^A.

STATISTIQUE MÉDICALE

DES TROUPES COLONIALES.

CORPS DE TROUPE.

STATISTIQUE ANNUELLE.

ANNÉE STATISTIQUE

DU 1er OCTOBRE 19 AU 30 SEPTEMBRE 19 .

Désignation du corps ou détachement de troupe.

Nom et grade du médecin chef de service.

IV^A. Malades à l'infirmerie. — Européens.

Nota. Les restants au 30 septembre de l'année précédente ne figurent sur cet état ni comme entrées ni comme journées de traitement; ils sont portés en bloc à la suite de l'état. Il en est de même des malades passés de l'infirmerie à l'hôpital pour la même maladie.

Le total de la colonne 8 doit coïncider avec le total de la colonne 16 de l'état I^A.

Le total de la colonne 10 doit coïncider avec le total de la colonne 17 de l'état I^A.

Le total des colonnes 13-24 doit coïncider avec le total de la colonne 8 du présent état.

ÉTAT IV^A. — MALADES À L'INFIRMERIE.

Européens.

NUMÉROS DE LA NOMENCLATURE.	MALADIES (dans l'ordre de la nomenclature).	ENTRÉS DANS L'ANNÉE.						NOMBRE DE RÉCIDIVES.	JOURNÉES DE TRAITEMENT.	CONGÉS DE CONVALESCENCE.	RAPATRIÉS.	ENTRÉS PAR MOIS.												OBSERVATIONS.
		SOUS-OFFICIERS.	SOLDATS				TOTAL DES ENTRÉS.					OCTOBRE.	NOVEMBRE.	DÉCEMBRE.	JANVIER.	FÉVRIER.	MARS.	AVRIL.	MAI.	JUIN.	JUILLET.	AOÛT.	SEPTEMBRE.	
			âgés de moins de 21 ans.	âgés de 21 à 25 ans.	âgés de 25 à 30 ans.	âgés de 30 ans et au-dessus.																		
1	2	3	4	5	6	7	8	9	10	11	12	13	14	15	16	17	18	19	20	21	22	23	24	25
	A reporter....																							

ÉTAT IV'. — MALADES À L'INFIRMERIE.

Européens.

NUMÉROS DE LA NOMENCLATURE.	MALADIES (dans l'ordre de la nomenclature).	ENTRÉS DANS L'ANNÉE.						NOMBRE DE RÉCIDIVES.	JOURNÉES DE TRAITEMENT.	CONGÉS DE CONVALESCENCE.	RAPATRIÉS.	ENTRÉS PAR MOIS.												OBSERVATIONS.
		SOUS-OFFICIERS.	SOLDATS				TOTAL DES ENTRÉES.					OCTOBRE.	NOVEMBRE.	DÉCEMBRE.	JANVIER.	FÉVRIER.	MARS.	AVRIL.	MAI.	JUIN.	JUILLET.	AOÛT.	SEPTEMBRE.	
			âgés de moins de 21 ans.	âgés de 21 à 25 ans.	âgés de 25 à 30 ans.	âgés de 30 ans et au-dessus.																		
1	2	3	4	5	6	7	8	9	10	11	12	13	14	15	16	17	18	19	20	21	22	23	24	25
	Report.......																							
	TOTAUX pour les troupes européennes....																							

Malades passés de l'infirmerie à l'hôpital pour la même maladie.	Nombre..............
	Journées de traitement....
Restants au 30 septembre de l'année précédente..................	Nombre................
	Journées de traitement....

Fait à , le 19 .

Le Médecin [1],

Vu :

Le [2]

[1] Indiquer le grade.
[2] Chef de corps *ou* de détachement.

COLONIE

de

—

PLACE

de

Modèle N° 4 *bis.*

—

INSTRUCTION MINISTÉRIELLE du 16 avril 1914.

—

État IV^{a}.

STATISTIQUE MÉDICALE

DES TROUPES COLONIALES.

CORPS DE TROUPE.

STATISTIQUE ANNUELLE.

ANNÉE STATISTIQUE

DU 1er OCTOBRE 19 AU 30 SEPTEMBRE 19 .

Désignation du corps ou détachement de troupe.

Nom et grade du médecin chef de service.

IV^{a}. Malades à l'infirmerie. — Indigènes.

Nota. Les restants au 30 septembre de l'année précédente ne figurent dans cet état ni comme entrées ni comme journées de traitement; ils sont portés en bloc à la suite de l'état. Il en est de même des malades passés de l'infirmerie à l'hôpital pour la même maladie.

Le total de la colonne 6 doit coïncider avec le total de la colonne 12 de l'état I^{a}.

Le total de la colonne 8 doit coïncider avec le total de la colonne 13 de l'état I^{a}.

Le total des colonnes 11-22 doit coïncider avec le total de la colonne 6 du présent état.

ÉTAT IVe. — MALADES À L'INFIRMERIE.

Indigènes.

NUMÉROS DE LA NOMENCLATURE.	MALADIES (dans l'ordre de la nomenclature).	ENTRÉS DANS L'ANNÉE.				NOMBRE DE RÉCIDIVES.	JOURNÉES DE TRAITEMENT.	CONGÉS DE CONVALESCENCE.	RAPATRIÉS.	ENTRÉS PAR MOIS.												OBSERVATIONS.
		Sous-officiers.	Soldats levés ou engagés.	Soldats rengagés.	Total des entrés.					OCTOBRE.	NOVEMBRE.	DÉCEMBRE.	JANVIER.	FÉVRIER.	MARS.	AVRIL.	MAI.	JUIN.	JUILLET.	AOÛT.	SEPTEMBRE.	
1	2	3	4	5	6	7	8	9	10	11	12	13	14	15	16	17	18	19	20	21	22	23
	A reporter....																					

État IVᵉ. — Malades à l'infirmerie.

Indigènes.

NUMÉROS DE LA NOMENCLATURE.	MALADIES (dans l'ordre de la nomenclature).	ENTRÉS DANS L'ANNÉE. Sous-officiers.	Soldats levés ou engagés.	Soldats rengagés.	Total des entrés.	NOMBRE DE RÉCIDIVES.	JOURNÉES DE TRAITEMENT.	CONGÉS DE CONVALESCENCE.	RAPATRIÉS.	ENTRÉS PAR MOIS. OCTOBRE.	NOVEMBRE.	DÉCEMBRE.	JANVIER.	FÉVRIER.	MARS.	AVRIL.	MAI.	JUIN.	JUILLET.	AOÛT.	SEPTEMBRE.	OBSERVATIONS.
1	2	3	4	5	6	7	8	9	10	11	12	13	14	15	16	17	18	19	20	21	22	23
	Report.......																					
	Totaux pour les troupes indigènes......																					

Malades passés de l'infirmerie à l'hôpital..........................	Nombre................
	Journées de traitement.....
Restants au 30 septembre de l'année précédente..................	Nombre................
	Journées de traitement....

Fait à , le 19 .

Le Médecin [1],

Vu :

Le [2]

[1] Indiquer le grade.
[2] Chef de corps *ou* de détachement.

COLONIE

de .

—

PLACE

de .

STATISTIQUE MÉDICALE

DES TROUPES COLONIALES.

CORPS DE TROUPE.

MODÈLE N° 5.

—

INSTRUCTION MINISTÉRIELLE du 16 avril 1914.

—

ÉTAT V[A].

STATISTIQUE ANNUELLE.

ANNÉE STATISTIQUE

DU 1er OCTOBRE 19 AU 30 SEPTEMBRE 19 .

Désignation du corps ou détachement de troupe.

Nom et grade du médecin, chef de service.

V[A]. MALADES À L'HÔPITAL. — EUROPÉENS.

NOTA. Les restants au 30 septembre de l'année précédente ne figurent dans cet état ni comme entrées ni comme journées de traitement; ils sont portés en bloc à la suite de cet état.

Les malades traités dans les hôpitaux étrangers à la garnison seront signalés à la colonne «Observations».

Le total de la colonne 8 doit coïncider avec le total de la colonne 18 de l'état I[A].

Le total de la colonne 10 doit coïncider avec le total de la colonne 19 de l'état I[A].

Le total des colonnes 12-23 doit coïncider avec le total de la colonne 8 du présent état.

ÉTAT V^A. — MALADES À L'HÔPITAL.

Européens.

NUMÉROS DE LA NOMENCLATURE.	MALADIES. (Dans l'ordre de la nomenclature.)	ENTRÉS DANS L'ANNÉE.						NOMBRE DE RÉCIDIVES.	JOURNÉES DE TRAITEMENT.	CONGÉS DE CONVALESCENCE.	ENTRÉS PAR MOIS.												OBSERVATIONS.
		SOUS-OFFICIERS.	SOLDATS				TOTAL DES ENTRÉES.																
			âgés de moins de 21 ans.	âgés de 21 à 25 ans.	âgés de 25 à 30 ans.	âgés de 30 ans et au-dessus.					OCTOBRE.	NOVEMBRE.	DÉCEMBRE.	JANVIER.	FÉVRIER.	MARS.	AVRIL.	MAI.	JUIN.	JUILLET.	AOÛT.	SEPTEMBRE.	
1	2	3	4	5	6	7	8	9	10	11	12	13	14	15	16	17	18	19	20	21	22	23	24
	A reporter....																						

ÉTAT V. — MALADES À L'HÔPITAL.

Européens.

NUMÉROS DE LA NOMENCLATURE.	MALADIES. (Dans l'ordre de la nomenclature.)	ENTRÉS DANS L'ANNÉE.						NOMBRE DE RÉCIDIVES.	JOURNÉES DE TRAITEMENT.	CONGÉS DE CONVALESCENCE.	ENTRÉS PAR MOIS.												OBSERVATIONS.
		SOUS-OFFICIERS.	SOLDATS				TOTAL DES ENTRÉES.																
			âgés de moins de 21 ans.	âgés de 21 à 25 ans.	âgés de 25 à 30 ans.	âgés de 30 ans et au-dessus.					OCTOBRE.	NOVEMBRE.	DÉCEMBRE.	JANVIER.	FÉVRIER.	MARS.	AVRIL.	MAI.	JUIN.	JUILLET.	AOÛT.	SEPTEMBRE.	
1	2	3	4	5	6	7	8	9	10	11	12	13	14	15	16	17	18	19	20	21	22	23	24
	Report.......																						
	Totaux pour les troupes européennes......																						

Restants au 30 septembre de l'année précédente..................	Nombre................
	Journées de traitement.....

Fait à , le 19 .

Le Médecin [1]

Vu :

Le [2]

[1] Indiquer le grade.

[2] Chef de corps *ou* de détachement.

COLONIE
de
—
PLACE
de

MODÈLE N° 5 *bis.*

INSTRUCTION
MINISTÉRIELLE
du 16 avril 1914.

ÉTAT V[a].

STATISTIQUE MÉDICALE
DES TROUPES COLONIALES.

CORPS DE TROUPE.

STATISTIQUE ANNUELLE.

ANNÉE STATISTIQUE

DU 1er OCTOBRE 19 AU 30 SEPTEMBRE 19 .

Désignation du corps ou détachement de troupe.

Nom et grade du médecin chef de service.

V[a]. MALADES À L'HÔPITAL. — INDIGÈNES.

NOTA. Les restants au 30 septembre de l'année précédente ne figurent dans cet état ni comme entrées ni comme journées de traitement, ils sont portés en bloc à la suite de cet état.

Les malades traités dans les hôpitaux étrangers à la garnison seront signalés à la colonne «Observations».

Le total de la colonne 6 doit coïncider avec le total de la colonne 14 de l'état I[a].

Le total de la colonne 8 doit coïncider avec le total de la colonne 15 de l'état I[a].

Le total des colonnes 10-21 doit coïncider avec le total de la colonne 6 du présent état.

ÉTAT V[b]. — MALADES À L'HÔPITAL.

Indigènes.

NUMÉROS DE LA NOMENCLATURE.	MALADIES. (Dans l'ordre de la nomenclature.)	ENTRÉS DANS L'ANNÉE.				NOMBRE DE RÉCIDIVES.	JOURNÉES DE TRAITEMENT.	CONGÉS DE CONVALESCENCE.	ENTRÉS PAR MOIS.												OBSERVATIONS.
		SOUS-OFFICIERS.	SOLDATS LEVÉS OU ENGAGÉS.	SOLDATS RENGAGÉS.	TOTAL DES ENTRÉS.				OCTOBRE.	NOVEMBRE.	DÉCEMBRE.	JANVIER.	FÉVRIER.	MARS.	AVRIL.	MAI.	JUIN.	JUILLET.	AOÛT.	SEPTEMBRE.	
1	2	3	4	5	6	7	8	9	10	11	12	13	14	15	16	17	18	19	20	21	22
	A reporter......																				

État Vᵉ. — Malades à l'hôpital.

Indigènes.

NUMÉROS DE LA NOMENCLATURE.	MALADIES. (Dans l'ordre de la nomenclature.)	ENTRÉS DANS L'ANNÉE. SOUS-OFFICIERS.	SOLDATS LEVÉS OU ENGAGÉS.	SOLDATS RENGAGÉS.	TOTAL DES ENTRÉS.	NOMBRE DE RÉCIDIVES.	JOURNÉES DE TRAITEMENT.	CONGÉS DE CONVALESCENCE.	ENTRÉS PAR MOIS. OCTOBRE.	NOVEMBRE.	DÉCEMBRE.	JANVIER.	FÉVRIER.	MARS.	AVRIL.	MAI.	JUIN.	JUILLET.	AOÛT.	SEPTEMBRE.	OBSERVATIONS.
1	2	3	4	5	6	7	8	9	10	11	12	13	14	15	16	17	18	19	20	21	22
	Report..........																				
	Totaux pour les troupes indigènes.																				

Restants au 30 septembre de l'année précédente.................. { Nombre.................. / Journées de traitement.....

Fait à , le 19 .

Le Médecin (1)

Vu :

Le (2)

(1) Indiquer le grade.
(2) Chef de corps ou de détachement.

COLONIE

de

—

PLACE

de

Modèle N° 6.

—

INSTRUCTION MINISTÉRIELLE du 16 avril 1914.

—

État VI.

STATISTIQUE MÉDICALE

DES TROUPES COLONIALES.

CORPS DE TROUPE.

STATISTIQUE ANNUELLE.

ANNÉE STATISTIQUE

DU 1er OCTOBRE 19 AU 30 SEPTEMBRE 19 .

Désignation du corps ou détachement de troupe.

Nom et grade du médecin chef de service.

VI. Décès

(A. *Européens*, et B. *Indigènes*).

Nota. État A. — Le total de la colonne 8 doit coïncider avec le total de la colonne 20 de l'état I^A.

Le total des colonnes 13-24 doit égaler le total de la colonne 8 du présent état.

Le total de chacune des colonnes 13 à 24 doit coïncider avec le chiffre correspondant de la colonne 20 de l'état I^A.

État B. — Le total de la colonne 6 doit coïncider avec le total de la colonne 16 de l'état I^B.

Le total des colonnes 11-22 doit égaler le total de la colonne 6 du présent état.

Le total de chacune des colonnes 11 à 22 doit coïncider respectivement avec le chiffre correspondant de la colonne 16 de l'état I^B.

ÉTAT VI. — Décès.

A. *Européens.*

NUMÉROS DE LA NOMENCLATURE.	MALADIES. (Dans l'ordre de la nomenclature.)	SOUS-OFFICIERS.	SOLDATS				TOTAL DES DÉCÈS.	LIEU DU DÉCÈS.				MOIS DU DÉCÈS.											
			ÂGÉS DE MOINS DE 21 ANS.	ÂGÉS DE 21 À 25 ANS.	ÂGÉS DE 25 À 30 ANS.	ÂGÉS DE 30 ANS ET AU-DESSUS.		HÔPITAL.	INFIRMERIE.	AU CORPS (en dehors de l'hôpital et de l'infirmerie).	EN POSITION D'ABSENCE (en congé ou en permission).	OCTOBRE.	NOVEMBRE.	DÉCEMBRE.	JANVIER.	FÉVRIER.	MARS.	AVRIL.	MAI.	JUIN.	JUILLET.	AOÛT.	SEPTEMBRE.
1	2	3	4	5	6	7	8	9	10	11	12	13	14	15	16	17	18	19	20	21	22	23	24
	Totaux des décès des Européens.																						

ÉTAT VI. — Décès.

B. *Indigènes.*

NUMÉROS DE LA NOMENCLATURE.	MALADIES. (Dans l'ordre de la nomenclature.)	SOUS-OFFICIERS.	SOLDATS LEVÉS OU ENGAGÉS.	SOLDATS RENGAGÉS.	TOTAL DES DÉCÈS.	LIEU DU DÉCÈS.				MOIS DU DÉCÈS.											
						HÔPITAL.	INFIRMERIE.	AU CORPS (en dehors de l'hôpital et de l'infirmerie).	EN POSITION D'ABSENCE (en congé, en permission).	OCTOBRE.	NOVEMBRE.	DÉCEMBRE.	JANVIER.	FÉVRIER.	MARS.	AVRIL.	MAI.	JUIN.	JUILLET.	AOÛT.	SEPTEMBRE.
1	2	3	4	5	6	7	8	9	10	11	12	13	14	15	16	17	18	19	20	21	22
	Totaux des décès des indigènes..																				

A , le 19 .

Le Médecin[1] *Chef de service,*

Vu :

Le Chef de corps ou *de détachement,*

[1] Indiquer le grade.

COLONIE

PLACE

de

MODÈLE N° 7.

INSTRUCTION MINISTÉRIELLE du 16 avril 1914.

ÉTAT VII.

STATISTIQUE MÉDICALE
DES TROUPES COLONIALES.

CORPS DE TROUPE.

STATISTIQUE ANNUELLE.

ANNÉE STATISTIQUE
DU 1er OCTOBRE 19 AU 30 SEPTEMBRE 19 .

Désignation du corps de troupe.

Nom et grade du médecin, chef de service.

VII. Réformes et retraites pour inaptitude physique.

A. Européens, et B. Indigènes.

Nota. État A. — Le total des colonnes 3 à 21 doit coïncider avec les totaux correspondants des colonnes 22, 23, 24, 25 de l'état I^A.

État B. Le total des colonnes 3 à 13 doit coïncider avec les totaux correspondants des colonnes 18, 19, 20, 21 de l'état I^B.

ÉTAT VII. — Retraites. Réformes. (Officiers exclus.)

A. *Européens.*

NUMÉROS DE LA NOMENCLATURE.	MALADIES. (Dans l'ordre de la nomenclature).	RÉFORMES. TEMPORAIRES. SOLDATS âgés				RÉFORMES. N° 2.					RÉFORMES. N° 1.					RETRAITES.					TOTAL DES RADIATIONS.	OBSERVATIONS.
							SOLDATS âgés					SOLDATS âgés					SOLDATS âgés					
		de moins de 21 ans.	de 21 à 25 ans.	de 25 à 30 ans.	de 30 ans et au-dessus.	SOUS-OFFICIERS.	de moins de 21 ans.	de 21 à 25 ans.	de 25 à 30 ans.	de 30 ans et au-dessus.	SOUS-OFFICIERS.	de moins de 21 ans.	de 21 à 25 ans.	de 25 à 30 ans.	de 30 ans et au-dessus.	SOUS-OFFICIERS.	de moins de 21 ans.	de 21 à 25 ans.	de 25 à 30 ans.	de 30 ans et au-dessus.		
1	2	3	4	5	6	7	8	9	10	11	12	13	14	15	16	17	18	19	20	21	22	23
	Totaux...																					

ÉTAT VII. — RETRAITES. RÉFORMES. (OFFICIERS EXCLUS.)

B. *Indigènes.*

NUMÉROS DE LA NOMENCLATURE.	MALADIES. (Dans l'ordre de la nomenclature).	RÉFORMES. TEMPORAIRES.		RÉFORMES. N° 1.			RÉFORMES. N° 2.			RETRAITES.			TOTAL DES RADIATIONS.	OBSERVATIONS.
		SOLDATS LEVÉS OU ENGAGÉS.	SOLDATS RENGAGÉS.	SOUS-OFFICIERS.	SOLDATS LEVÉS OU ENGAGÉS.	SOLDATS RENGAGÉS.	SOUS-OFFICIERS.	SOLDATS LEVÉS OU ENGAGÉS.	SOLDATS RENGAGÉS.	SOUS-OFFICIERS.	SOLDATS LEVÉS OU ENGAGÉS.	SOLDATS RENGAGÉS.		
1	2	3	4	5	6	7	8	9	10	11	12	13	14	15
	TOTAUX...													

COLONIE
de
—
PLACE
de

STATISTIQUE MÉDICALE
DES TROUPES COLONIALES.

CORPS DE TROUPE.

MODÈLE N° 8.
—
INSTRUCTION MINISTÉRIELLE du 16 avril 1914.
—
ÉTAT VII *bis*.

STATISTIQUE ANNUELLE.

ANNÉE STATISTIQUE
DU 1er OCTOBRE 19 AU 30 SEPTEMBRE 19 .

Désignation du corps ou détachement de troupe.

Nom et grade du médecin chef de service.

TABLEAU VII *bis*. — RAPATRIEMENTS.

(A. *Européens* et B. *Indigènes*.)

ÉTAT A. Le total de la colonne 8 doit coïncider avec le total de la colonne 21 de l'état IA.

Le total des colonnes 3-7 doit égaler le total de la colonne 8 du présent état.

Le total de chacune des colonnes 3 à 7 doit coïncider respectivement avec le chiffre correspondant de la colonne 21 de l'état IA.

ÉTAT B. Le total de la colonne 6 doit coïncider avec le total de la colonne 17 de l'état IB.

Le total des colonnes 3-5 doir égaler le total de la colonne 6 du présent état.

Le total de chacune des colonnes 3 à 5 doit coïncider respectivement avec le chiffre correspondant de la colonne 17 de l'état IB.

ÉTAT VII *bis*. — Rapatriements.

A. *Européens.*

NUMÉROS DE LA NOMENCLATURE.	MALADIES. (Dans l'ordre de la nomenclature.)	SOUS-OFFICIERS.	SOLDATS — ÂGÉS DE MOINS DE 21 ANS.	ÂGÉS DE 21 À 25 ANS.	ÂGÉS DE 25 À 30 ANS.	ÂGÉS DE 30 ANS ET AU-DESSUS.	TOTAL DES RAPATRIEMENTS.	OBSERVATIONS.
1	2	3	4	5	6	7	8	9
	Totaux.....							

ÉTAT VII *bis.* — RAPATRIEMENTS.

B. *Indigènes.*

NUMÉROS DE LA NOMENCLATURE.	MALADIES. (Dans l'ordre de la nomenclature.)	SOUS-OFFICIERS.	SOLDATS LEVÉS OU ENGAGÉS.	SOLDATS RENGAGÉS.	TOTAL DES RAPATRIEMENTS.	OBSERVATIONS.
1	2	3	4	5	6	7
	TOTAUX.......					

Fait à , le

Le Médecin[1],

Vu :

Le [2]

[1] Indiquer le grade.
[2] Chef de corps *ou* de détachement.

COLONIE
de
—
PLACE
de

MODÈLE N° 9.
—
INSTRUCTION
MINISTÉRIELLE
du 16 avril 1914.

FORMAT :
Hauteur.. 0m 40
Largeur.. 0m 52

STATISTIQUE MÉDICALE
DES TROUPES COLONIALES.

CORPS DE TROUPE.

STATISTIQUE ANNUELLE.

ANNÉE STATISTIQUE
DU 1er OCTOBRE 19   AU 30 SEPTEMBRE 19 ,

Désignation du corps de troupe.

Nom et grade du médecin chef de service.

ÉTAT VIII. — TRAUMATISMES ET ACCIDENTS SURVENUS EN SERVICE COMMANDÉ (A. *Européens* ou B. *Indigènes*[1]).

1re PARTIE. — NATURE DES LÉSIONS TRAUMATIQUES.

NOTA. *a*. Cet état, établi d'après les données du registre des certificats d'origine, doit comprendre toutes les lésions traumatiques survenues en service commandé réparties suivant les catégories de traumatisme indiquées par le tableau annexe n° 2 de la nomenclature.

b. Les officiers sont portés sur cet état.

c. Les lésions de même ordre, rattachées au même numéro de la nomenclature nosologique générale, sont classées suivant la nature de l'agent vulnérant qui les a provoquées dans les colonnes 8 à 32, dont le total pour chaque numéro de la nomenclature doit reproduire le chiffre de la colonne 7.

(1) Le modèle est le même, mais l'état sera établi à part pour les Européens et pour les Indigènes.

ÉTAT VIII. — Traumatismes et accidents survenus en service commandé.

Troupes......

....

Numéro de la nomenclature.	Lésions traumatiques. (Diagnostic conforme à la nomenclature.)	Suites des traumatismes.					Blessures de guerre					Accidents par armes blanches.	Coup de feu à blanc.
		Guéris ayant repris leur service.	En cours de traitement.	Réformés ou retraités.	Décédés.	Total.	Par armes blanches.	Par petits projectiles.	Par projectiles d'artillerie.	Par explosifs.	Non classées. (lances, flèches, flèches empoisonnées.)		
							A	B	C	D	E	F	G
1	2	3	4	5	6	7	8	9	10	11	12	13	14
	Totaux..........												

Nature du traumatisme.																	
Accidents par armes à feu.	Accidents de tir au canon.	Accidents par explosifs.	Chutes dans les escaliers ou d'un lieu élevé.	Accidents dans les manœuvres à pied.	Accidents dans le pansage et la conduite des chevaux et animaux de bât.	Accidents d'équitation.	Accidents de manœuvres d'artillerie.	Accidents dans les manœuvres de force.	Accidents de machine.	Accidents de bicyclette.	Accidents de voiture.	Accidents d'automobile.	Accidents de chemin de fer.	Accidents de bateaux.	Accidents de ballons.	Accidents d'aéroplanes.	Accidents divers non classés.
H	I	J	K	L	M	N	O	P	Q	R	S	T	U	V	X	Y	Z
15	16	17	18	19	20	21	22	23	24	25	26	27	28	29	30	31	32

(1) Indiquer le grade.
(2) Chef de corps ou de détachement.

Fait à , le 19 .

Le Médecin (1)

Vu :

Le (2)

COLONIE
de

—

PLACE
de

MODÈLE N° 10.

—

INSTRUCTION
MINISTÉRIELLE
du 16 avril 1914.

FORMAT :
Hauteur...... $0^{m}40$
Largeur...... $0^{m}52$

STATISTIQUE MÉDICALE
DES TROUPES COLONIALES.

CORPS DE TROUPE.

STATISTIQUE ANNUELLE.

ANNÉE STATISTIQUE
DU 1er OCTOBRE 19 AU 30 SEPTEMBRE 19 .

Désignation du corps de troupe.

Nom et grade du médecin chef de service.

ÉTAT VIII *bis*. — TRAUMATISMES ET ACCIDENTS SURVENUS EN SERVICE COMMANDÉ.

(A. *Européens* ou B. *Indigènes*[1].)

2e PARTIE. — NATURE DE L'AGENT TRAUMATIQUE ET RÉPARTITION PAR CATÉGORIES DE BLESSÉS.

NOTA. *a*. Cet état, établi d'après les données du registre des certificats d'origine, doit comprendre tous les traumatismes ou accidents survenus en service commandé, classés dans l'ordre indiqué par le tableau annexe n° 2 de la nomenclature.

b. Les officiers sont portés sur cet état.

c. Le total général de la colonne 22 doit reproduire le total général de la colonne 7 de l'état VIII.

(1) Le modèle est le même, mais l'état sera établi à part pour les Européens et les Indigènes.

ÉTAT VIII *bis*. — Traumatismes et accidents survenus en service commandé.
Nature de l'agent traumatique ou de l'accident. — Répartition par catégories de blessés.

Troupes.................

Indice de la nomenclature des traumatismes.	Nature du traumatisme.	Officiers					Sous-officiers					Soldats					Totaux généraux.				
		Guéris ayant repris leur service.	En cours de traitement (congé, eaux, hôpital).	Réformés, retraités ou non-activité.	Décédés.	Totaux.	Guéris ayant repris leur service.	En cours de traitement (congé, eaux, hôpital).	Réformés ou retraités.	Décédés.	Totaux.	Guéris ayant repris leur service.	En cours de traitement (congé, eaux, hôpital).	Réformés ou retraités.	Décédés.	Totaux.	Guéris ayant repris leur service.	En cours de traitement (congé, eaux, hôpital).	Réformés ou retraités.	Décédés.	Totaux.
1	2	3	4	5	6	7	8	9	10	11	12	13	14	15	16	17	18	19	20	21	22
A	Blessures de guerre par armes blanches...																				
B	Blessures de guerre par petits projectiles..																				
C	Blessures de guerre par projectiles d'artillerie..........																				
D	Blessures de guerre par explosifs........																				
E	Blessures de guerre non classées (lances, flèches, flèches empoisonnées ...)...																				
F	Accidents par armes blanches.......																				
G	Coup de feu à blanc..............																				
H	Accidents par armes à feu........																				
I	Accidents de tir au canon.........																				
J	Accidents par explosifs..........																				
K	Chutes dans les escaliers ou d'un lieu élevé..................																				
L	Accidents dans les manœuvres à pied.																				
M	Accidents dans la conduite et le pansage des chevaux et des animaux de bât..................																				
N	Accidents d'équitation............																				
O	Accidents de manœuvres d'artillerie..																				
P	Accidents dans les manœuvres de force																				
Q	Accidents de machine............																				
R	Accidents de bicyclette...........																				
S	Accidents de voiture............																				
T	Accidents d'automobile...........																				
U	Accidents de chemins de fer.......																				
V	Accidents de bateaux............																				
X	Accidents de ballons																				
Y	Accidents d'aéroplanes...........																				
Z	Accidents divers, non classés.......																				
	Totaux...............																				

(1) Indiquer le grade.

(2) Chef de corps ou de détachement.

Fait à , le 19 .

Vu :

Le (2) *Le Médecin* (1),

COLONIE
de
—
PLACE
de

Modèle N° 11.
—
INSTRUCTION
MINISTÉRIELLE
du 16 avril 1914.

FORMAT :
Hauteur... 0^m40
Largeur... 0 26

STATISTIQUE MÉDICALE
DES TROUPES COLONIALES.

CORPS DE TROUPE.

STATISTIQUE ANNUELLE.

ANNÉE STATISTIQUE
DU 1er OCTOBRE 19 AU 30 SEPTEMBRE 19 .

Désignation du corps de troupe.

Nom et grade du médecin chef de service.

ÉTAT IX. — Maladies simulées ou provoquées et mutilations volontaires.

Nota. Indiquer dans les colonnes 1 et 2, dans l'ordre de la nomenclature, les maladies ou affections qui ont fait l'objet de simulation ou qui ont été provoquées et les lésions résultant de mutilations volontaires.

S'il n'y a aucune indication à porter sur cet état, le remplacer par une feuille manuscrite de même format portant les mêmes titres que ci-dessus avec la mention «Néant».

Cet état ne sera établi que dans les colonies où est appliquée la loi sur le recrutement de l'armée.

ÉTAT IX. — Maladies simulées ou provoquées et mutilations volontaires.

Numéro dans l'ordre de la nomenclature générale.	Désignation de la maladie.	Répartition suivant le genre de simulation.			Répartition par catégories de simulateurs.			
		Maladies simulées.	Maladies provoquées.	Mutilations volontaires.	Appelés.	Engagés.	Rengagés.	Total.
1	2	3	4	5	6	7	8	9
	Totaux.........							

(1) Indiquer le grade.
(2) Chef de corps *ou* de détachement.

Fait à , le 19 .

Vu :

Le (2) *Le Médecin* (1)

COLONIE
de .

—

PLACE
de .

MODÈLE N° 12.

—

INSTRUCTION
MINISTÉRIELLE
du 16 avril 1914.

FORMAT :
Hauteur ... 0m40
Largeur ... 0 52

STATISTIQUE MÉDICALE
DES TROUPES COLONIALES.

CORPS DE TROUPE.

STATISTIQUE ANNUELLE.

ANNÉE STATISTIQUE
DU 1er OCTOBRE 19 AU 30 SEPTEMBRE 19 .

Désignation du corps de troupe.

Nom et grade du médecin chef de service.

ÉTAT X. — INCORPORATION DU CONTINGENT. (RÉSULTATS DE LA VISITE D'INCORPORATION.)

NOTA. Cet état ne sera établi que dans les colonies où est appliquée la loi sur le recrutement de l'armée.

Modèle N° 12.

ÉTAT X. — Incorporation du contingent. Visite d'incorporation, mois d   19 .

CLASSE. (Indiquer la répartition par classe des hommes visités en distinguant pour chaque classe : a) les incorporés sans ajournement; b) les incorporés après un ou plusieurs ajournements.)	SERVICE ARMÉ.					SERVICE AUXILIAIRE.				
	NOMBRE d'hommes visités à l'incorporation.	MAINTENUS dans le service armé.	RÉFORMÉS temporairement.	RÉFORMÉS définitivement.	CLASSÉS dans le service auxiliaire.	NOMBRE d'hommes visités à l'incorporation.	MAINTENUS dans le service auxiliaire.	RÉFORMÉS temporairement.	RÉFORMÉS définitivement.	CLASSÉS dans le service armé.
1	2	3	4	5	6	7	8	9	10	11

COLONIE
de

PLACE
de

STATISTIQUE MÉDICALE

DES TROUPES COLONIALES.

CORPS DE TROUPE.

MODÈLES Nos 13 ET 14.

INSTRUCTION MINISTÉRIELLE du 16 avril 1914.

FORMAT :
Hauteur. 0m 40
Largeur. 0m 52

STATISTIQUE ANNUELLE.

ANNÉE STATISTIQUE
DU 1er OCTOBRE 19 AU 30 SEPTEMBBRE 19 .

Désignation du corps de troupe.

Nom et grade du médecin chef de service

ÉTAT XII. — RÉSULTATS DES VACCINATIONS ET REVACCINATIONS ANTIVARIOLIQUES (ACTIVE ET RÉSERVE).

(A. *Européens* ou B. *Indigènes* [1].)

ÉTAT XIII. — VACCINATIONS ANTITYPHOÏDIQUES (ACTIVE ET RÉSERVE).

(A. *Européens* ou B. *Indigènes* [1].)

NOTA. État XIII. *a*. Ne seront comptés comme vaccinés contre la fièvre typhoïde que les hommes ayant reçu le nombre réglementaire des injections vaccinantes.

b. Ne seront mentionnées dans l'état, à la colonne «Observations», que les fièvres typhoïdes survenues chez des sujets complètement vaccinés au moins quinze jours après la dernière injection.

(1) Le modèle est le même, mais l'état sera établi à part pour les Européens et les Indigènes.

ÉTAT XII. — Résultats des vaccinations et revaccinations antivarioliques.

Troupes. . . . .

Modèle N° 13.

Armée active.															Réservistes.			Total des indisponibles.	Total des journées d'indisponibilité.	Observations.
Inoculations pratiquées à l'incorporation.									Inoculations autres que celles pratiquées à l'incorporation.			Total des inoculations pratiquées.								
Sujets non variolés, non vaccinés antérieurement.			Sujets vaccinés avant leur incorporation.			Sujets variolés.														
Nombre d'inoculés.	Nombre de succès.	P. 100 de succès.	Nombre d'inoculés.	Nombre de succès.	P. 100 de succès.	Nombre d'inoculés.	Nombre de succès.	P. 100 de succès.	Nombre d'inoculés.	Nombre de succès.	P. 100 de succès.	Nombre d'inoculés.	Nombre de succès.	P. 100 de succès.	Nombre d'inoculés.	Nombre de succès.	P. 100 de succès.			
1	2	3	4	5	6	7	8	9	10	11	12	13	14	15	16	17	18	19	20	21

ÉTAT XIII. — Vaccination antityphoïdique.

Troupes. . . . .

Modèle N° 14.

Nature du vaccin employé.	Nombre total des vaccinés dans l'année.	Catégorie des vaccinés.							Accidents de vaccination.	Observations. (Cas de fièvre typhoïde observés chez les vaccinés. Observations sommaires. Nature des accidents de vaccination.)
		Officiers de toutes armes et services.	Sous-officiers.	Soldats (1).						
				Moins de 21 ans.	21 à 25 ans.	25 à 30 ans.	Plus de 30 ans.	Réservistes.		
1	2	3	4	5	6	7	8	9	10	11

Fait à , le 19 .

Vu : *Le Médecin* (2),

Le (3)

(1) Les soldats indigènes comprendront trois colonnes : levés ou engagés, rengagés, réservistes.
(2) Indiquer le grade.
(3) Chef de corps ou de détachement.

COLONIE

de .

—

PLACE

d .

Modèle n° 15.

—

INSTRUCTION MINISTÉRIELLE du 16 avril 1914.

FORMAT :
Hauteur..... 0m320
Largeur..... 0m215

STATISTIQUE MÉDICALE
DES TROUPES COLONIALES.

CORPS DE TROUPE.

STATISTIQUE ANNUELLE.

ANNÉE STATISTIQUE

DU 1er OCTOBRE 19 AU 30 SEPTEMBRE 19 .

Désignation du corps de troupe. {

Nom et grade du médecin chef de service. {

RAPPORT SUR L'ÉTAT SANITAIRE.

Nota. Pour l'établissement de ce rapport, se conformer aux indications données par le paragraphe 12 de l'article 14 de l'instruction. On se servira d'intercalaires pour lui donner le développement voulu.

Fait à , le 19 .

Le Médecin [1],

Vu :

Le [2]

[1] Indiquer le grade.
[2] Chef de corps *ou* de détachement.

COLONIE
de
—
PLACE
de

STATISTIQUE MÉDICALE
DES TROUPES COLONIALES.

HÔPITAUX.

MODÈLE N° 16.
—
INSTRUCTION
MINISTÉRIELLE
du 16 avril 1914.

COMPTE RENDU MENSUEL.

ANNÉE STATISTIQUE.

MOIS D

Hôpital ou ambulance de
Nom et grade du médecin-chef

ÉTAT NUMÉRIQUE DES MILITAIRES ATTEINTS DE MALADIES SUSCEPTIBLES DE REVÊTIR LE CARACTÈRE ÉPIDÉMIQUE, DÉCÉDÉS OU ENTRÉS DANS LE MOIS.

A. *Troupes européennes.*

NUMÉROS DE LA NOMENCLATURE.	MALADIES.	CORPS ET CASERNES.	RESTANTS AU PREMIER JOUR DU MOIS.	ENTRÉS DANS LE MOIS.	DÉCÉDÉS.	SORTIS PAR GUÉRISON, RÉFORME, ETC.	RESTANTS AU DERNIER JOUR DU MOIS.	OBSERVATIONS.
	TOTAUX...							

B. *Troupes indigènes.*

NUMÉROS DE LA NOMENCLATURE.	MALADIES.	CORPS ET CASERNES.	RESTANTS AU PREMIER JOUR DU MOIS.	ENTRÉS DANS LE MOIS.	DÉCÉDÉS.	SORTIS PAR GUÉRISON, RÉFORME, ETC.	RESTANTS AU DERNIER JOUR DU MOIS.	OBSERVATIONS.
	Totaux. . .							

RAPPORT SUR LE SERVICE MÉDICO-CHIRURGICAL DE L'HÔPITAL ET L'ÉTAT SANITAIRE DE LA GARNISON.

Fait à , le 19 .

Le Médecin Chef,

COLONIE
de .
—
PLACE
de .

Modèle N° 17.
—
INSTRUCTION MINISTÉRIELLE du 16 avril 1914.

STATISTIQUE MÉDICALE
DES TROUPES COLONIALES.

HÔPITAUX ET AMBULANCES.

STATISTIQUE ANNUELLE.

ANNÉE STATISTIQUE

DU 1er OCTOBRE 19 AU 30 SEPTEMBRE 19 .

ÉTAT V *bis*.

(A. *Européens* ou B. *Indigènes*.)

Hôpital, ambulance ou hôpital mixte de

Nom et grade du médecin-chef :

Nota. Le présent état ne doit comprendre que les militaires appartenant aux corps de troupe, à l'exclusion des officiers, des employés des administrations coloniales, des retraités, etc.

Les restants au 30 septembre de l'année précédente ne figurent sur cet état ni comme entrées ni comme journées, ils sont portés en bloc à la suite de l'état.

Le total des colonnes 35 et 36, ceux des colonnes 10-21 et 22-34 doivent coïncider avec le total de la colonne 7.

(1) Le modèle est le même, mais l'état sera établi à part pour les Européens et pour les Indigènes.

STATISTIQUE ANNUELLE DES HÔPITAUX ET AMBULANCES.

Troupes ....

NUMÉROS DE LA NOMENCLATURE.	MALADIES (dans l'ordre de la nomenclature).	OFFICIERS (pour mémoire)		ENTRÉS			JOURNÉES DE TRAITEMENT.	DÉCÈS (officiers exclus).	ENTRÉS PAR MOIS.											
		ENTRÉS.	DÉCÉDÉS.	SOUS-OFFICIERS.	SOLDATS.	TOTAL DES ENTRÉS.			OCTOBRE.	NOVEMBRE.	DÉCEMBRE.	JANVIER.	FÉVRIER.	MARS.	AVRIL.	MAI.	JUIN.	JUILLET.	AOÛT.	SEPTEMBRE.
1	2	3	4	5	6	7	8	9	10	11	12	13	14	15	16	17	18	19	20	21
	TOTAUX.........																			

CORPS OU DÉTACHEMENTS DE TROUPE.													RÉCAPITULATION.				OBSERVATIONS. (Indiquer les malades reçus ou sortis par évacuation avec leur provenance ou leur destination.)
													ENTRÉS		DÉCÈS		
													appartenant à la garnison.	étrangers à la garnison.	appartenant à la garnison.	étrangers à la garnison.	
22	23	24	25	26	27	28	29	30	31	32	33	34	35	36	37	38	39

Restants au 30 septembre 19 .... { Nombre de malades.......
Journées de traitement....

Fait à , le 19 .

Le Médecin Chef,

COLONIE
de

—

PLACE
de

STATISTIQUE MÉDICALE
DES TROUPES COLONIALES.

HÔPITAUX ET AMBULANCES.

MODÈLE N° 18.

INSTRUCTION MINISTÉRIELLE du 16 avril 1914.

FORMAT :
Hauteur. 0m 40
Largeur.. 0m 26

STATISTIQUE ANNUELLE.

ANNÉE STATISTIQUE
DU 1er OCTOBRE 19 AU 30 SEPTEMBRE 19 .

ÉTAT XIV. — STATISTIQUE ADMINISTRATIVE. — MOUVEMENT GÉNÉRAL DES MALADES ET JOURNÉES DE TRAITEMENT.

(*Européens et Indigènes.*)

Hôpital colonial........ } de
Ambulance............
Salles militaires de l'hôpital mixte..........
Nom et grade du médecin chef..............

RESTANTS AU 30 SEPTEMBRE ET ENTRÉS DANS L'ANNÉE.																			
MALADES appartenant à l'armée (armée coloniale, armée métropolitaine, gendarmerie).						MALADES n'appartenant ni à l'armée métropolitaine ni à l'armée coloniale ayant rang de										TOTAL des malades.		TOTAL des journées de traitement.	
Officiers. 1		Sous-officiers. 2		Soldats. 3		Officiers. 4		Sous-officiers. 5		Soldats. 6		Femmes. 7		Enfants. 8		9		10	
E	I	E	I	E	I	E	I	E	I	E	I	E	I	E	I	E	I	E	I

Fait à , le 19 .

Le Médecin Chef,

NOTA. *a.* Tous les malades ayant été en traitement, restants ou entrés, doivent figurer dans cet état.

b. Seront comptés comme malades appartenant à l'armée tous les officiers, sous-officiers et soldats de l'un des corps de troupe ou services de l'armée coloniale ou métropolitaine (réservistes compris), et de la gendarmerie.

Les retraités, réformés, les malades étrangers à l'armée traités dans les hôpitaux coloniaux seront comptés dans la 2e catégorie : malades n'appartenant ni à l'armée coloniale ni à l'armée métropolitaine.

COLONIE
de

—

PLACE
de

MODÈLE N° 19.

—

INSTRUCTION
MINISTÉRIELLE
du 16 avril 1914.

FORMAT :
Hauteur...... 0m40
Largeur...... 0m52

STATISTIQUE MÉDICALE

DES TROUPES COLONIALES.

HÔPITAUX ET AMBULANCES.

STATISTIQUE ANNUELLE.

ANNÉE STATISTIQUE

DU 1er OCTOBRE 19   AU 30 SEPTEMBRE 19 .

Hôpital colonial........
Ambulance............
Salles militaires de l'hôpital mixte.......... } de

Nom et grade du médecin chef............... }

ÉTAT XV. — OPÉRATIONS PRATIQUÉES (1).

NOTA. *a.* Pour l'établissement de cet état, consulter le troisième paragraphe de l'article 19 de l'instruction et le tableau annexe n° 3 de la nomenclature.

b. Les opérations seront rigoureusement classées et distinguées suivant les indications données par le tableau annexe n° 3 de la nomenclature.

c. Les opérations de même ordre devront être réunies par région dans une seule rubrique.

d. On se servira d'intercalaires pour donner, s'il y a lieu, à cet état le développement nécessaire.

(1) Cet état sera établi à part pour les militaires et pour les malades de toute catégorie n'appartenant pas à l'armée.

ÉTAT XV. — Principales opérations pratiquées.

N° d'ordre par région anatomique.	Lésions ayant nécessité l'intervention.	Nature de l'opération pratiquée.	Nombre total d'opérés.		Décédés.		Observations (Indiquer la cause des décès).	
			E	I	E	I	E	I

N° D'ORDRE PAR RÉGION anatomique.	LÉSIONS AYANT NÉCESSITÉ l'intervention.	NATURE de L'OPÉRATION PRATIQUÉE.	NOMBRE TOTAL d'opérés.		DÉCÉDÉS.		OBSERVATIONS. (Indiquer la cause des décès.)	
			E	I	E	I	E	I

N° D'ORDRE PAR RÉGION anatomique.	LÉSIONS AYANT NÉCESSITÉ l'intervention.	NATURE de L'OPÉRATION PRATIQUÉE.	NOMBRE TOTAL d'opérés.		DÉCÉDÉS.		OBSERVATIONS. (Indiquer la cause des décès.)	
			E	I	E	I	E	I

Fait à , le 19 .

Le Médecin Chef ,

COLONIE

de .

—

PLACE

d .

STATISTIQUE MÉDICALE

DES TROUPES COLONIALES.

Modèle N° 20.

INSTRUCTION MINISTÉRIELLE du 16 avril 1914.

FORMAT :

Hauteur...... 0m40
Largeur...... 0m26

STATISTIQUE MÉDICALE ANNUELLE

DE GARNISON (1).

ANNÉE STATISTIQUE

DU 1er OCTOBRE 19 AU 30 SEPTEMBRE 19 .

(2)

(3)

ÉTAT XVII (4). — Malades à l'hôpital et décès par garnison.

(1) Pour l'établissement de cette statistique, consulter l'instruction (titre IV).

(2) Désignation de la ville de garnison.

(3) Nom et grade du médecin chef de la place.

(4) Établir cet état d'après les indications de l'article 24 de l'instruction. Dans le chiffre des hospitalisés il ne sera pas tenu compte des restants au 30 septembre.

La moyenne annuelle de l'effectif total d'une garnison est obtenue en additionnant les moyennes mensuelles de l'effectif total des différents corps de troupe de la garnison et en divisant ce total par 12. La proportion pour 1,000 des malades et des décès est calculée sur cette moyenne annuelle de l'effectif total.

Toutes les maladies comprises dans le tableau annexe n° 1 de la nomenclature nosologique doivent figurer sur l'état XVII dans l'ordre donné par le tableau, même lorsqu'elles n'ont donné lieu à aucune manifestation (entrée à l'hôpital ou décès).

ÉTAT XVII. — Statistique médicale de garnison.

GARNISON DE

MOYENNE ANNUELLE DE L'EFFECTIF TOTAL DE LA GARNISON { E / I

NUMÉRO DE LA NOMENCLATURE.	MALADIES dans l'ordre de la nomenclature réduite. (Tableau annexe n° 1.)	Malades entrés dans l'année — appartenant à la garnison. — E — Nombre.	p. 1000.	I — Nombre.	p. 1000.	étrangers à la garnison. — E	I	TOTAL. — E	I	Décès dans l'année — appartenant à la garnison. — E — Nombre.	p. 1000.	I — Nombre.	p. 1000.	étrangers à la garnison. — E	I	TOTAL. — E	I
Nombre total des maladies et affections et des décès de la garnison. Morbidité et mortalité générale pour 1,000 hommes (Européens et Indigènes à part).																	
Morbidité et mortalité totales (E + I)								......		......						......	
Proportion pour 1,000 hommes (E + I)								......		......						......	

Fait à , le 19 .

Le Médecin Chef de la place,

Vu :

Le Directeur ou *Chef du Service de Santé,*

COLONIE

de

—

PLACE

de

STATISTIQUE MÉDICALE

DES TROUPES COLONIALES.

MODÈLE N° 21.

INSTRUCTION MINISTÉRIELLE du 16 avril 1914.

FORMAT :

Hauteur..... 0m320

Largeur..... 0m215

STATISTIQUE MÉDICALE ANNUELLE

DE GARNISON.

ANNÉE STATISTIQUE

DU 1er OCTOBRE 19 AU 30 SEPTEMBRE 19 .

(1)

—

(2)

RAPPORT SUR L'ÉTAT SANITAIRE (3).

---

(1) Désignation de la ville de garnison.

(2) Nom et grade du médecin-chef de la place.

(3) Pour l'établissement de cet état, consulter l'article 25 de l'Instruction. On se servira d'intercalaires pour lui donner le développement nécessaire.

Fait à , le 19 .

Le Médecin Chef de la place,

Vu :

Le Directeur ou Chef du Service de Santé,

COLONIE
de
—
ANNÉE 19 .

Modèle N° 22.
—
INSTRUCTION MINISTÉRIELLE du 16 avril 1914.

STATISTIQUE MÉDICALE
DES TROUPES COLONIALES.

SERVICE DE SANTÉ.

COMPTE RENDU MENSUEL.

MOIS D

Nota. Les corps et détachements sont inscrits successivement par garnison et en suivant l'ordre alphabétique de ces garnisons.

Les colonnes 1, 2, 3, 4 sont remplies par les soins du Commandant supérieur des troupes. Les moyennes des effectifs s'obtiennent en divisant par 28, 29, 30, 31 la somme des chiffres portés sur les situations journalières du mois ou de la fraction de mois passée par le corps ou par le détachement dans la même colonie; elles ne comprennent ni les subsistants des autres corps ni les réservistes.

Dans la colonne 11 est inscrit le total des données 7 et 9 diminué au total de la colonne 10.

Le total des colonnes 17-70, et suivantes s'il y a lieu, doit reproduire le chiffre de la colonne 11.

Les colonnes 17 à 70, dont on augmentera le nombre suivant les besoins, sont réservées aux affections éventuelles présentant un intérêt au point de vue de la pathologie des troupes coloniales (affections endémiques, épidémiques, etc.).

Les proportions p. 1000 des malades à la chambre et à l'infirmerie sont calculées par rapport à l'effectif présent. Les proportions p. 1000 des malades à l'hôpital ou à l'ambulance, des réformes et retraites, des décès, des rapatriements, sont calculées par rapport à l'effectif total.

L'état et les tableaux annexés au rapport ne comprennent que les militaires de l'armée active.

Les décès sont inscrits dans l'ordre de la nomenclature.

Il est rendu compte dans le rapport des particularités de l'état sanitaire des subsistants, des réservistes, suivant les indications données dans le compte-rendu mensuel des corps de troupe.

COMPTE RENDU MENSUEL DES COLONIES.

Troupes européennes.

					INFIRMERIE		HÔPITAL				RESTANTS					MALADIES ET GROUPES MALADIES TRAITÉES À L'INFIRMERIE ET À L'HÔPITAL OU AMBULANCE.																																																							
																MALADIES ÉPIDÉMIQUES.												MALADIES ENDÉMO-ÉPIDÉMIQUES.																	MALADIES SPORADIQUES.								MALADIES vénériennes.			MALADIES cutanées.				MALADIES chirurgicales.									
GARNISONS.	CORPS OU DÉTACHEMENTS.	MOYENNES MENSUELLES DE L'EFFECTIF TOTAL.	MOYENNES MENSUELLES DE L'EFFECTIF PRÉSENT.	MALADES À LA CHAMBRE.	RESTANTS AU PREMIER JOUR DU MOIS.	ENTRÉS DANS LE MOIS.	RESTANTS AU PREMIER JOUR DU MOIS.	ENTRÉS DANS LE MOIS.	PASSÉS DE L'INFIRMERIE À L'HÔPITAL.	CHIFFRE RÉEL DES MALADES À L'INFIRMERIE ET À L'HÔPITAL.	À L'INFIRMERIE.	À L'HÔPITAL.	RÉFORMES ET RETRAITES.	DÉCÈS.	RAPATRIEMENTS.	Rougeole.	Variole.	Dengue.	Oreillons.	Fièvre typhoïde.	Choléra.	Peste.	Fièvre jaune.					Dysenterie bacillaire.	Dysenterie amibienne.	Hépatite amibienne suppurée.	Diarrhée chronique.	Paludisme et récidives.	Fièvre bilieuse hémoglobinurique.	Trypanosomiase.	Fièvre récurrente.	Ulcères phagédéniques.	Insolation.								Tuberculose.	Pneumonie.							Blennorragie.	Syphilis.	Chancre mou.											BLESSURES DE GUERRE.			AUTRES AFFECTIONS.
1	2	3	4	5	6	7	8	9	10	11	12	13	14	15	16	17	18	19	20	21	22	23	24	25	26	27	28	29	30	31	32	33	34	35	36	37	38	39	40	41	42	43	44	45	46	47	48	49	50	51	52	53	54	55	56	57	58	59	60	61	62	63	64	65	66	67	68	69	70
	TOTAUX.																																																																				

COMPTE RENDU MENSU… DES COLONIES.

B. Troupe… indigènes.

					INFIRMERIE.		HÔPITAL.				RESTANTS					MALADIES ET GROUPES DE MALADIES TRAITÉES À L'INFIRMERIE ET À L'HÔPITAL OU AMBULANCE. — MALADIES ÉPIDÉMIQUES.													MALADIES ENDÉMO-ÉPIDÉMIQUES.																	MALADIES SPORADIQUES.								MALADIES vénériennes.			MALADIES cutanées.					MALADIES chirurgicales.							
GARNISONS.	CORPS ou DÉTACHEMENTS.	MOYENNES MENSUELLES DE L'EFFECTIF TOTAL.	MOYENNES MENSUELLES DE L'EFFECTIF PRÉSENT.	MALADES À LA CHAMBRE.	RESTANTS AU PREMIER JOUR DU MOIS.	ENTRÉS DANS LE MOIS.	RESTANTS AU PREMIER JOUR DU MOIS.	ENTRÉS DANS LE MOIS.	PASSÉS DE L'INFIRMERIE À L'HÔPITAL.	CHIFFRE RÉEL DES MALADES À L'INFIRMERIE ET À L'HÔPITAL.	À L'INFIRMERIE.	À L'HÔPITAL.	RÉFORMÉS ET RETRAITÉS.	DÉCÈS.	RAPATRIEMENTS.	Rougeole.	Variole.	Dengue.	Oreillons.	Fièvre typhoïde.	Choléra.	Peste.	Fièvre jaune.						Dysenterie bacillaire.	Dysenterie amibienne.	Hépatite amibienne suppurée.	Diarrhée chronique.	Paludisme.	Fièvre bilieuse hémoglobinurique.	Trypanosomiase.	Fièvre récurrente.	Ulcères phagédéniques.	Béribéri.								Tuberculose.	Pneumonie.							Blennorragie.	Syphilis.	Chancre mou.											BLESSURES DE GUERRE.		AUTRES AFFECTIONS.
1	2	3	4	5	6	7	8	9	10	11	12	13	14	15	16	17	18	19	20	21	22	23	24	25	26	27	28	29	30	31	32	33	34	35	36	37	38	39	40	41	42	43	44	45	46	47	48	49	50	51	52	53	54	55	56	57	58	59	60	61	62	63	64	65	66	67	68	69	70
	Totaux.																																																																						

ÉTAT SANITAIRE DES TROUPES STATIONNÉES DANS LA COLONIE.

DÉSIGNATION DES TROUPES par place.	MALADES			RÉFORMES et RETRAITES pour 1,000 hommes d'effectif total.	DÉCÈS pour 1,000 hommes d'effectif total.	RAPATRIEMENTS pour 1,000 hommes d'effectif total.
	à LA CHAMBRE pour 1,000 hommes d'effectif présent.	à L'INFIRMERIE pour 1,000 hommes d'effectif présent.	à L'HÔPITAL pour 1,000 hommes d'effectif total.			
A. Troupes européennes......						
B. Troupes indigènes........						

DÉCÈS (Y COMPRIS LES DÉCÈS EN DEHORS DE L'INFIRMERIE ET DE L'HÔPITAL OU DE L'AMBULANCE).

A. — Troupes européennes.				B. — Troupes indigènes.			
NUMÉROS DE LA NOMENCLATURE.	MALADIES.	NOMBRE.	CORPS et GARNISON.	NUMÉROS DE LA NOMENCLATURE.	MALADIES.	NOMBRE.	CORPS et GARNISON.
	Totaux.......				Totaux.......		

RAPPORT MÉDICO-CHIRURGICAL.

Fait à , le 19 .

Le Médecin [1]
Chef ou *Directeur du Service de Santé*,

Le Commandant supérieur
des troupes,

[1] Indiquer le grade.

COLONIE

de

—

Modèle N° 23.

—

INSTRUCTION

MINISTÉRIELLE

du 16 avril 1914.

STATISTIQUE MÉDICALE

DES TROUPES COLONIALES.

SERVICE DE SANTÉ.

STATISTIQUE ANNUELLE.

ANNÉE STATISTIQUE

DU 1er OCTOBRE 19 AU 30 SEPTEMBRE 19 .

TABLEAU I. — Effectifs moyens et mouvement général des malades des troupes européennes.

1° *Par corps et par arme;*

2° *Par mois.*

Nota. Les chiffres sont portés par corps et totalisés par arme.

Les chiffres à porter dans les colonnes 2, 3, 4, etc., sont ceux des colonnes 2, 3, 4, etc., de l'état I des corps de troupe.

TABLEAU Iᵉ. — EFFECTIF ET MOUVEMENT GÉNÉRAL DES MALADES : 1° PAR CORPS OU DÉTACHEMENT DE CORPS ; 2° PAR MOIS.

Troupes européennes.

1° CORPS ET ARMES.	MOYENNES ANNUELLES DE L'EFFECTIF TOTAL.						MOYENNES ANNUELLES DE L'EFFECTIF PRÉSENT.						MOUVEMENT GÉNÉRAL DES MALADES. (OFFICIERS EXCLUS.)						DÉCÈS (officiers exclus).	RAPATRIÉS (officiers exclus).	SORTIES POUR INAPTITUDE PHYSIQUE (officiers exclus).					OBSERVATIONS.
		SOLDATS						SOLDATS					CHAMBRE.		INFIRMERIE.		HÔPITAL.				RÉFORMÉS					
	SOUS-OFFICIERS.	Âgés de moins de 21 ans.	Âgés de 21 à 25 ans.	Âgés de 25 à 30 ans.	Âgés de 30 ans et au-dessus.	TOTAL.	SOUS-OFFICIERS.	Âgés de moins de 21 ans.	Âgés de 21 à 25 ans.	Âgés de 25 à 30 ans.	Âgés de 30 ans et au-dessus.	TOTAL.	NOMBRE des malades.	JOURNÉES d'indisponibilité.	ENTRÉS.	JOURNÉES de traitement.	ENTRÉS.	JOURNÉES de traitement.			temporaires.	par congé n° 2.	par congé n° 1.	RETRAITES.	TOTAL des radiations.	
1	2	3	4	5	6	7	8	9	10	11	12	13	14	15	16	17	18	19	20	21	22	23	24	25	26	27
TOTAUX ET MOYENNES.....																										
2° MOIS.																										
Octobre....................																										
Novembre....................																										
Décembre....................																										
Janvier....................																										
Février....................																										
Mars....................																										
Avril....................																										
Mai....................																										
Juin....................																										
Juillet....................																										
Août....................																										
Septembre....................																										
TOTAUX ET MOYENNES.....																										

Fait à , le 19 .

Le Commandant supérieur des troupes,

Le Médecin (1) *Chef* ou *Directeur du Service de Santé,*

(1) Indiquer le grade.

COLONIE

de

—

MODÈLE N° 23*bis*.

—

INSTRUCTION MINISTÉRIELLE du 16 avril 1914.

STATISTIQUE MÉDICALE

DES TROUPES COLONIALES.

SERVICE DE SANTÉ.

STATISTIQUE ANNUELLE.

ANNÉE STATISTIQUE

DU 1er OCTOBRE 19 AU 30 SEPTEMBRE 19 .

TABLEAU I*e*. — EFFECTIFS MOYENS ET MOUVEMENT GÉNÉRAL DES MALADES DES TROUPES INDIGÈNES.

1° *Par corps et par arme;*
2° *Par mois.*

NOTA. Les chiffres sont portés par corps et totalisés par arme.
Les chiffres à porter dans les colonnes 2, 3, 4, etc., sont ceux des totaux des colonnes 2, 3, 4, etc., de l'état I*e* des corps de troupe.

TABLEAU 1'. — Effectif et mouvement général des malades : 1° par corps ou détachement de corps et par arme; 2° par mois.

Troupes indigènes.

1° CORPS ET ARMES.	MOYENNES ANNUELLES DE L'EFFECTIF TOTAL.				MOYENNES ANNUELLES DE L'EFFECTIF PRÉSENT.				MOUVEMENT GÉNÉRAL DES MALADES. (OFFICIERS EXCLUS.)						DÉCÈS (officiers exclus).	RAPATRIÉS (officiers exclus).	SORTIES POUR INAPTITUDE PHYSIQUE (officiers exclus).					OBSERVATIONS.
		SOLDATS				SOLDATS			CHAMBRE.		INFIRMERIE.		HÔPITAL.				RÉFORMÉS					
	SOUS-OFFICIERS.	levés ou engagés.	soldats rengagés.	TOTAL.	SOUS-OFFICIERS.	levés ou engagés.	soldats rengagés.	TOTAL.	NOMBRE des malades.	JOURNÉES d'indisponibilité.	ENTRÉS.	JOURNÉES de traitement.	ENTRÉS.	JOURNÉES de traitement.			temporaires.	par congé n° 2.	par congé n° 1.	RETRAITES.	TOTAL des radiations.	
1	2	3	4	5	6	7	8	9	10	11	12	13	14	15	16	17	18	19	20	21	22	23
Totaux et moyennes.........																						
2° mois.																						
Octobre..............................																						
Novembre..............................																						
Décembre..............................																						
Janvier..............................																						
Février..............................																						
Mars..............................																						
Avril..............................																						
Mai..............................																						
Juin..............................																						
Juillet..............................																						
Août..............................																						
Septembre..............................																						
Totaux et moyennes.........																						

Fait à , le 19 .

Le Commandant supérieur des troupes,

Le Médecin[1] *, Chef ou Directeur du Service de Santé,*

[1] Indiquer le grade.

COLONIE
de

STATISTIQUE MÉDICALE
DES TROUPES COLONIALES.

MODÈLE N° 24.

INSTRUCTION MINISTÉRIELLE
du 16 avril 1914.

SERVICE DE SANTÉ.

STATISTIQUE ANNUELLE.

ANNÉE STATISTIQUE
DU 1er OCTOBRE 19 AU 30 SEPTEMBRE 19 .

TABLEAU IVA (*Troupes européennes*). — MALADES À L'HÔPITAL OU À L'AMBULANCE PAR MOIS ET PAR ARME.

NOTA. Le total de la colonne 10 doit coïncider avec le total de la colonne 18 du tableau IA.

Le total de la colonne 12 doit coïncider avec le total de la colonne 19 de l'état IA.

Le total des colonnes 14-25 et celui des colonnes des entrés par arme doivent coïncider avec celui de la colonne 10 du présent tableau.

TABLEAU IVe. — Malades à l'hôpital ou à l'ambulance par mois et par arme.

Troupes européennes.

Numéros de la nomenclature.	Maladies dans l'ordre de la nomenclature.	Officiers (pour mémoire)		Entrés pendant l'année. (Officiers exclus.)						Nombre de récidives.	Journées de traitement.	Congés de convalescence.	Entrés par mois.												Entrés par arme.											
					Soldats																															
		Entrés.	Décédés.	Sous-officiers.	Âgés de moins de 21 ans.	Âgés de 21 à 25 ans.	Âgés de 25 à 30 ans.	Âgés de 30 ans et au-dessus.	Total des entrées.				Octobre.	Novembre.	Décembre.	Janvier.	Février.	Mars.	Avril.	Mai.	Juin.	Juillet.	Août.	Septembre.	Régiments d'infanterie coloniale.	Régiments d'artillerie coloniale.	Régiment de tirailleurs (cadre européen).	Compagnie d'ouvriers d'artillerie.	Disciplinaires des colonies.	Gendarmerie coloniale.	Section d'infirmiers.					
1	2	3	4	5	6	7	8	9	10	11	12	13	14	15	16	17	18	19	20	21	22	23	24	25	26	27	28	29	30	31	32	33	34	35	36	37
	Totaux.																																			

Fait à , le 19 .

Le Médecin [1] ,
Chef ou *Directeur du Service de Santé,*

Le Commandant supérieur des troupes,

[1] Indiquer le grade.

COLONIE
de

MODÈLE N° 24 *bis*.

INSTRUCTION MINISTÉRIELLE du 16 avril 1914.

STATISTIQUE MÉDICALE

DES TROUPES COLONIALES.

SERVICE DE SANTÉ.

STATISTIQUE ANNUELLE.

ANNÉE STATISTIQUE

DU 1er OCTOBRE 19 AU 30 SEPTEMBRE 19 .

TABLEAU IVe (*Troupes indigènes*). — MALADES À L'HÔPITAL OU À L'AMBULANCE PAR MOIS ET PAR ARME.

NOTA. Le total de la colonne 8 doit coïncider avec le total de la colonne 14 du tableau Ie.

Le total de la colonne 10 doit coïncider avec le chiffre de la colonne 15 du tableau Ie.

Le total des colonnes 12-23 et celui des entrées par arme doivent coïncider avec celui de la colonne 8 du présent tableau.

TABLEAU IVᵉ. — MALADES À L'HÔPITAL OU À L'AMBULANCE PAR MOIS ET PAR ARME.

Troupes indigènes.

NUMÉROS DE LA NOMENCLATURE.	MALADIES dans l'ordre de la nomenclature.	OFFICIERS (pour mémoire).		ENTRÉS PENDANT L'ANNÉE.				NOMBRE DE RÉCIDIVES.	JOURNÉES DE TRAITEMENT.	CONGÉS DE CONVALESCENCE.	ENTRÉS PAR MOIS.												CONGÉS DE CONVALESCENCE.	ENTRÉS PAR ARME.											
					SOLDATS																														
		ENTRÉS.	DÉCÉDÉS.	SOUS-OFFICIERS.	Levés ou engagés.	Rengagés.	TOTAL DES ENTRÉES.				OCTOBRE.	NOVEMBRE.	DÉCEMBRE.	JANVIER.	FÉVRIER.	MARS.	AVRIL.	MAI.	JUIN.	JUILLET.	AOÛT.	SEPTEMBRE.		TIRAILLEURS.		GARDIENS ET CONDUCTEURS INDIGÈNES.	SECTION DES COMMIS ET OUVRIERS D'ADMINISTRATION.	SECTION D'INFIRMIERS.							
1	2	3	4	5	6	7	8	9	10	11	12	13	14	15	16	17	18	19	20	21	22	23	24	25	26	27	28	29	30	31	32	33	34	35	36
	TOTAUX....																																		

Fait à , le 19 .

Le Médecin ,
Chef ou *Directeur du Service de Santé,*

Le Commandant supérieur des troupes,

COLONIE
de

MODÈLE N° 25.

INSTRUCTION MINISTÉRIELLE du 16 avril 1914.

STATISTIQUE MÉDICALE
DES TROUPES COLONIALES.

SERVICE DE SANTÉ.

STATISTIQUE ANNUELLE.

ANNÉE STATISTIQUE
DU 1er OCTOBRE 19   AU 30 SEPTEMBRE 19 .

TABLEAU V^A (*Troupes européennes*). — MALADES À L'INFIRMERIE ET À L'HÔPITAL OU À L'AMBULANCE PAR MOIS ET PAR ARME.

(*Officiers exclus.*)

NOTA. Le total de la colonne 8 doit reproduire les totaux des colonnes 16 et 18 du tableau I^A.

Le total de la colonne 10 doit reproduire les totaux des colonnes 17 et 19 du tableau I^A.

Le total des colonnes 12-23 et celui des colonnes des entrées par arme doivent coïncider avec le total de la colonne 8 du présent tableau.

Les malades passés de l'infirmerie à l'hôpital pour la même maladie seront portés en bloc sous une mention spéciale à la suite du tableau, comme entrées et journées de traitement.

TABLEAU V°. — MALADES À L'INFIRMERIE ET À L'HÔPITAL OU À L'AMBULANCE PAR MOIS ET PAR ARME. (OFFICIERS EXCLUS).

Troupes européennes.

Numéros de la nomenclature.	Maladies dans l'ordre de la nomenclature.	Entrés dans l'année.						Nombre de récidives.	Journées de traitement.	Congés de convalescence.	Entrés par mois.												Entrés par arme.													
			Soldats																																	
		Sous-officiers.	âgés de moins de 21 ans.	âgés de 21 à 25 ans.	âgés de 25 à 30 ans.	âgés de 30 ans et au-dessus.	Total des entrées.				Octobre.	Novembre.	Décembre.	Janvier.	Février.	Mars.	Avril.	Mai.	Juin.	Juillet.	Août.	Septembre.	Régiments d'infanterie coloniale.	Régiments d'artillerie coloniale.	Régiments de tirailleurs (cadre européen).	Compagnie d'ouvriers d'artillerie.	Disciplinaires des colonies.	Gendarmerie coloniale.	Section d'infirmiers.	Section de commis et ouvriers.						
1	2	3	4	5	6	7	8	9	10	11	12	13	14	15	16	17	18	19	20	21	22	23	24	25	26	27	28	29	30	31	32	33	34	35	36	37
	Totaux....																																			

Malades passés de l'infirmerie à l'hôpital ou à l'ambulance pour la même affection..............	Nombre..............
	Journées de traitement.....
Restants à l'infirmerie le 30 septembre de l'année précédente....	Nombre................
	Journées de traitement....

Fait à , le 19 .

Le Médecin (1),
Chef ou *Directeur du Service de Santé,*

Le Commandant supérieur des troupes,

(1) Indiquer le grade.

COLONIE

de

MODÈLE N° 25 *bis*.

INSTRUCTION MINISTÉRIELLE du 16 avril 1914.

STATISTIQUE MÉDICALE

DES TROUPES COLONIALES.

SERVICE DE SANTÉ.

STATISTIQUE ANNUELLE.

ANNÉE STATISTIQUE

DU 1er OCTOBRE 19   AU 30 SEPTEMBRE 19   .

TABLEAU V* (*Troupes indigènes*). — MALADES À L'INFIRMERIE ET À L'HÔPITAL OU À L'AMBULANCE, PAR MOIS ET PAR ARME.

(*Officiers exclus.*)

NOTA. Le total de la colonne 6 doit reproduire le total des colonnes 12+14 du tableau I*.

Le total de la colonne 8 doit reproduire le total des colonnes 13+15 du tableau I*.

Le total des colonnes 10-21 et celui des entrées par arme doivent coïncider avec le total de la colonne 6 du présent tableau.

Les malades passés de l'infirmerie à l'hôpital pour la même maladie seront portés en bloc sous une mention spéciale, à la suite du tableau, comme entrées et journées de traitement.

TABLEAU V'. — Malades à l'infirmerie et à l'hôpital ou à l'ambulance par mois et par arme (officiers exclus).

Troupes indigènes.

NUMÉROS DE LA NOMENCLATURE.	MALADIES dans l'ordre de la nomenclature.	ENTRÉS DANS L'ANNÉE.				NOMBRE DE RÉCIDIVES.	JOURNÉES DE TRAITEMENT.	CONGÉS DE CONVALESCENCE.	ENTRÉS PAR MOIS.												ENTRÉS PAR ARME.									
			SOLDATS																											
		SOUS-OFFICIERS.	levés ou engagés.	engagés.	TOTAL DES ENTRÉES.				OCTOBRE.	NOVEMBRE.	DÉCEMBRE.	JANVIER.	FÉVRIER.	MARS.	AVRIL.	MAI.	JUIN.	JUILLET.	AOÛT.	SEPTEMBRE.	TIRAILLEURS.	CONDUCTEURS.								
1	2	3	4	5	6	7	8	9	10	11	12	13	14	15	16	17	18	19	20	21	22	23	24	25	26	27	28	29	30	31
	Totaux.....																													

Malades passés de l'infirmerie à l'hôpital ou à l'ambulance pour la même affection..............	Nombre................
	Journées de traitement.....
Restants à l'infirmerie le 30 septembre de l'année précédente....	Nombre................
	Journées de traitement....

Fait à , le 19 .

Le Médecin [1],
Chef ou *Directeur du Service de Santé,*

Vu :

Le Commandant supérieur des troupes,

[1] Indiquer le grade.

COLONIE

de

MODÈLE N° 26.

INSTRUCTION MINISTÉRIELLE du 16 avril 1914.

STATISTIQUE MÉDICALE

DES TROUPES COLONIALES.

SERVICE DE SANTÉ.

STATISTIQUE ANNUELLE.

ANNÉE STATISTIQUE

DU 1er OCTOBRE 19   AU 30 SEPTEMBRE 19   .

TABLEAU VIA (*Troupes européennes*). — DÉCÈS PAR MOIS ET PAR ARME.

(*Officiers exclus.*)

NOTA. Le total de la colonne 8 doit coïncider avec le total de la colonne 20 des tableaux IA.

Le total des colonnes 13 à 24 et celui des colonnes de décès par arme doivent coïncider avec le total de la colonne 8.

TABLEAU VIe — Décès par mois et par arme (officiers exclus).

Troupes européennes.

Numéros de la nomenclature.	Maladies. (Dans l'ordre de la nomenclature).	Sous-officiers.	Soldats				Total.	Lieu du décès.				Répartition par mois												Arme.											
			Âgés de moins de 21 ans.	Âgés de 21 à 25 ans.	Âgés de 25 à 30 ans.	Âgés de 30 ans et au-dessus.		Hôpital ou ambulance.	Infirmerie.	Au corps (en dehors de l'infirmerie ou de l'hôpital).	En position d'absence (en congé ou en permission).	Octobre.	Novembre.	Décembre.	Janvier.	Février.	Mars.	Avril.	Mai.	Juin.	Juillet.	Août.	Septembre.	Régiments d'infanterie coloniale.	Régiments d'artillerie coloniale.	Régiments de tirailleurs...... (cadre européen).	Compagnie d'ouvriers d'artillerie.	Disciplinaires des colonies.	Gendarmerie coloniale.					Section d'infirmiers coloniaux.	
1	2	3	4	5	6	7	8	9	10	11	12	13	14	15	16	17	18	19	20	21	22	23	24	25	26	27	28	29	30	31	32	33	34	35	36
	Totaux......																																		

Fait à , le 19 .

Le Médecin [1] ,

Chef ou *Directeur du Service de Santé,*

Vu :

Le Commandant supérieur des troupes,

[1] Indiquer le grade.

COLONIE
de

Modèle N° 26 bis.

STATISTIQUE MÉDICALE
DES TROUPES COLONIALES.

INSTRUCTION MINISTÉRIELLE du 16 avril 1914.

SERVICE DE SANTÉ.

STATISTIQUE ANNUELLE.

ANNÉE STATISTIQUE
DU 1er OCTOBRE 19 AU 30 SEPTEMBRE 19 .

TABLEAU VI' (*Troupes indigènes*). — Décès par mois et par arme.

(*Officiers exclus.*)

Nota. Le total de la colonne 6 doit coïncider avec le total de la colonne 16 du tableau I'.

Le total des colonnes 11 à 22 et celui des colonnes des décès par arme doivent coïncider avec le total de la colonne 6 du présent tableau.

TABLEAU VI'. — Décès par mois et par arme (officiers exclus).

Troupes indigènes.

NUMÉROS DE LA NOMENCLATURE.	MALADIES. (Dans l'ordre de la nomenclature.)	SOUS-OFFICIERS.	SOLDATS		TOTAL.	LIEU DE DÉCÈS.				RÉPARTITION PAR MOIS.												ARME.											
			LEVÉS OU ENGAGÉS.	RENGAGÉS.		HÔPITAL OU AMBULANCE.	INFIRMERIE.	AU CORPS (en dehors de l'infirmerie ou de l'hôpital).	EN POSITION D'ABSENCE (en congé, en permission).	OCTOBRE.	NOVEMBRE.	DÉCEMBRE.	JANVIER.	FÉVRIER.	MARS.	AVRIL.	MAI.	JUIN.	JUILLET.	AOÛT.	SEPTEMBRE.	TIRAILLEURS.	CONDUCTEURS.										
1	2	3	4	5	6	7	8	9	10	11	12	13	14	15	16	17	18	19	20	21	22	23	24	25	26	27	28	29	30	31	32	33	34
	Totaux.....																																

Fait à , le 19 .

Le Médecin [1] ,

Chef ou *Directeur du Service de Santé,*

Vu :

Le Commandant supérieur des troupes,

[1] Indiquer le grade.

COLONIE

de

Modèle N° 27.

INSTRUCTION MINISTÉRIELLE du 16 avril 1914.

STATISTIQUE MÉDICALE

DES TROUPES COLONIALES.

SERVICE DE SANTÉ.

STATISTIQUE ANNUELLE.

ANNÉE STATISTIQUE

DU 1er OCTOBRE 19 AU 30 SEPTEMBRE 19 .

TABLEAU VII' (*Troupes européennes*). — Retraites et réformes par arme.

(*Officiers exclus.*)

Nota. Le total des colonnes 3 à 21 doit coïncider avec les totaux correspondants des colonnes 22, 23, 24 et 25 du tableau I'.

La colonne 22 doit comprendre le total des colonnes 3-21 du présent tableau et coïncider avec le total de la colonne 26 du tableau I'.

Le total des colonnes 23, 24, 25, etc., doit égaler le total de la colonne 22 du présent tableau.

TABLEAU VII'. — Retraites, réformes par arme. (Officiers exclus.)

Troupes européennes.

NUMÉROS DE LA NOMENCLATURE.	MALADIES (dans l'ordre de la nomenclature).	RÉFORMES														RETRAITES.					TOTAL des RADIATIONS.	ARME.										
		TEMPORAIRES.				N° 2.					N° 1.						SOLDATS															
							SOLDATS					SOLDATS																				
		Soldats âgés de moins de 21 ans.	Soldats âgés de 21 à 25 ans.	Soldats âgés de 25 à 30 ans.	Soldats âgés de plus de 30 ans.	SOUS-OFFICIERS.	âgés de moins de 21 ans.	âgés de 21 à 25 ans.	âgés de 25 à 30 ans.	âgés de 30 ans et au-dessus.	SOUS-OFFICIERS.	âgés de moins de 21 ans.	âgés de 21 à 25 ans.	âgés de 25 à 30 ans.	âgés de 30 ans et au-dessus.	SOUS-OFFICIERS.	âgés de moins de 21 ans.	âgés de 21 à 25 ans.	âgés de 25 à 30 ans.	âgés de 30 ans et au-dessus.		RÉGIMENTS D'INFANTERIE COLONIALE.	RÉGIMENTS D'ARTILLERIE COLONIALE.									
1	2	3	4	5	6	7	8	9	10	11	12	13	14	15	16	17	18	19	20	21	22	23	24	25	26	27	28	29	30	31	32	33
	Totaux......																															

Fait à , le 19 .

Le Médecin [1] ,

Chef ou *Directeur du Service de Santé*,

Vu :

Le Commandant supérieur des troupes,

[1] Indiquer le grade.

COLONIE

de

Modèle N° 27 bis.

INSTRUCTION MINISTÉRIELLE du 16 avril 1914.

STATISTIQUE MÉDICALE

DES TROUPES COLONIALES.

SERVICE DE SANTÉ.

STATISTIQUE ANNUELLE.

ANNÉE STATISTIQUE

DU 1er OCTOBRE 19 AU 30 SEPTEMBRE 19 .

TABLEAU VIIᵉ (*Troupes indigènes*). — Retraites, réformes par arme.

(*Officiers exclus.*)

Nota. Le total des colonnes 3 à 13 doit coïncider avec les totaux correspondants des colonnes 18, 19, 20 et 21 du tableau Iᵉ.

La colonne 14 doit comprendre le total des colonnes 3-13 du présent tableau et coïncider avec le total de la colonne 22 du tableau Iᵉ.

Le total des colonnes des entrées par arme doit égaler le total de la colonne 14 du présent tableau.

TABLEAU VIIe. — RETRAITES, RÉFORMES PAR ARME. (OFFICIERS EXCLUS.)

Troupes indigènes.

NUMÉROS DE LA NOMENCLATURE.	MALADIES (dans l'ordre de la nomenclature).	RÉFORMES								RETRAITES.			TOTAL des RADIATIONS.	ARME.											
		TEMPORAIRES.		N° 2.			N° 1.			SOUS-OFFICIERS.	SOLDATS			TIRAILLEURS.											
		Soldats levés ou engagés.	Soldats rengagés.	SOUS-OFFICIERS.	SOLDATS levés ou engagés.	SOLDATS rengagés.	SOUS-OFFICIERS.	SOLDATS levés ou engagés.	SOLDATS rengagés.		levés ou engagés.	rengagés.													
1	2	3	4	5	6	7	8	9	10	11	12	13	14	15	16	17	18	19	20	21	22	23	24	25	26
	TOTAUX............																								

Fait à , le 19 .

Le Médecin [1]

Chef ou *Directeur du Service*,

Vu :

Le Commandant supérieur des troupes,

---

[1] Indiquer le grade.

COLONIE
de

Modèle N° 28.

INSTRUCTION
MINISTÉRIELLE
du 16 avril 1914.

STATISTIQUE MÉDICALE

DES TROUPES COLONIALES.

SERVICE DE SANTÉ.

STATISTIQUE ANNUELLE.

ANNÉE STATISTIQUE

DU 1er OCTOBRE 19 AU 30 SEPTEMBRE 19 .

TABLEAU VII *bis*^A^ (*Troupes européennes*). — Rapatriements par arme.

(*Officiers exclus.*)

Nota. Le total de la colonne 8 doit coïncider avec le total de la colonne 21 du tableau I^A^.

Le total des colonnes des rapatriements par arme doivent coïncider avec le total de la colonne 8 du présent tableau.

TABLEAU VII *bis*¹. — Rapatriements par arme (officiers exclus).

Troupes européennes.

Numéros de la nomenclature.	Maladies.	Sous-officiers.	Soldats				Total des rapatriements.	Arme.											Observations.
			Âgés de moins de 21 ans.	Âgés de 21 à 25 ans.	Âgés de 25 à 30 ans.	Âgés de 30 ans et au-dessus.		Régiments d'infanterie coloniale.	Régiments d'artillerie coloniale.	Régiments de tirailleurs (cadre européen).	Compagnie d'ouvriers d'artillerie.	Disciplinaires des colonies.	Gendarmerie coloniale.					Section d'infirmiers coloniaux.	
1	2	3	4	5	6	7	8	9	10	11	12	13	14	15	16	17	18	19	20
	Totaux...																		

Fait à , le 19 .

Le Médecin [1],

Chef ou *Directeur du Service de Santé*,

Vu :

Le Commandant supérieur des troupes,

[1] Indiquer le grade.

COLONIE
de

MODÈLE N° 28 *bis*.

INSTRUCTION
MINISTÉRIELLE
du 16 avril 1914.

STATISTIQUE MÉDICALE
DES TROUPES COLONIALES.

SERVICE DE SANTÉ.

STATISTIQUE ANNUELLE.

ANNÉE STATISTIQUE
DU 1ᵉʳ OCTOBRE 19   AU 30 SEPTEMBRE 19   .

TABLEAU VII *bis** (*Troupes indigènes*). — RAPATRIEMENTS PAR ARME.

(*Officiers exclus.*)

NOTA. Le total de la colonne 6 doit coïncider avec le total de la colonne 17 du tableau Iᵉ.

Le total des colonnes des rapatriements par arme doit coïncider avec le total de la colonne 6 du présent tableau.

TABLEAU VII *bis*'. — RAPATRIEMENTS PAR ARME (OFFICIERS EXCLUS).

Troupes indigènes.

NUMÉROS DE LA NOMENCLATURE.	MALADIES.	SOUS-OFFICIERS.	SOLDATS LEVÉS OU engagés.	SOLDATS RENGAGÉS.	TOTAL des RAPATRIEMENTS.	ARME.											OBSERVATIONS.
						TIRAILLEURS.	CONDUCTEURS.										
1	2	3	4	5	6	7	8	9	10	11	12	13	14	15	16	17	18
	TOTAUX....																

Fait à , le 19

Le Médecin [1] ,

Chef ou *Directeur du Service de Santé,*

Vu :

Le Commandant supérieur des troupes,

[1] Indiquer le grade.

COLONIE
de

STATISTIQUE MÉDICALE
DES TROUPES COLONIALES.

MODÈLE N° 29.

INSTRUCTION MINISTÉRIELLE du 16 avril 1914.

FORMAT :
Hauteur...... 0m48
Largeur...... 0m62

SERVICE DE SANTÉ.

STATISTIQUE ANNUELLE.

ANNÉE STATISTIQUE

DU 1er OCTOBRE 19   AU 30 SEPTEMBRE 19   .

TABLEAU VIII. — Traumatismes et accidents survenus en service commandé.

(OFFICIERS, SOUS-OFFICIERS ET SOLDATS.)

(A. *Européens* (1) ou B. *Indigènes.*)

1re Partie. — Nature des lésions traumatiques.

(1) Le modèle est le même, mais l'état sera établi à part pour les Européens et les Indigènes.

TABLEAU VIII. — Traumatismes et accidents survenus en service commandé (officiers compris).

Troupes...... ....

Numéros de la nomenclature.	Lésions traumatiques (dans l'ordre de la nomenclature)...	Suites des traumatismes.					Nature du traumatisme.																								
							Blessures de guerre																								
		Guéris ayant repris leur service.	En cours de traitement.	Réformés ou retraités.	Décédés.	Total.	Par armes blanches.	Par petits projectiles.	Par projectiles d'artillerie.	Par explosifs.	Non classées par lances, par flèches, par flèches empoisonnées.	Accidents par armes blanches.	Coup de feu à blanc.	Accidents par armes à feu.	Accidents de tir au canon.	Accidents par explosifs.	Chutes dans les escaliers ou d'un lieu élevé.	Accidents dans les manœuvres à pied.	Accidents dans le pansage et la conduite des chevaux et animaux de bât.	Accidents d'équitation.	Accidents de manœuvres d'artillerie.	Accidents dans les manœuvres de force.	Accidents de machine.	Accidents de bicyclette.	Accidents de voiture.	Accidents d'automobile.	Accidents de chemin de fer.	Accidents de bateau.	Accidents de ballon.	Accidents d'aéroplate.	Accidents divers non classés.
							A	B	C	D	E	F	G	H	I	J	K	L	M	N	O	P	Q	R	S	T	U	V	X	Y	Z
1	2	3	4	5	6	7	8	9	10	11	12	13	14	15	16	17	18	19	20	21	22	23	24	25	26	27	28	29	30	31	32
	Totaux.........																														

(1) Indiquer le grade.

Vu :
Le Commandant supérieur des troupes,

Fait à , le 19 .

Le Médecin (1)
Chef ou *Directeur du Service de Santé,*

COLONIE
de

Modèle N° 30.

INSTRUCTION MINISTÉRIELLE du 16 avril 1914.

FORMAT :
Hauteur...... 0m48
Largeur...... 0m81

STATISTIQUE MÉDICALE
DES TROUPES COLONIALES.

SERVICE DE SANTÉ.

STATISTIQUE ANNUELLE.

ANNÉE STATISTIQUE
DU 1er OCTOBRE 19 AU 30 SEPTEMBRE 19 .

TABLEAU VIII *bis*. — Traumatismes et accidents survenus en service commandé.

(OFFICIERS, SOUS-OFFICIERS ET SOLDATS.)

(A. *Européens*[1] ou B. *Indigènes*.)

2e Partie. — Nature de l'agent traumatique et répartition par catégories de blessés.

[1] Le modèle est le même, mais l'état sera établi à part pour les Européens et pour les Indigènes.

TABLEAU VIII *bis*. — TRAUMATISMES ET ACCIDENTS SURVENUS EN SERVICE COMMANDÉ.

NATURE DE L'AGENT TRAUMATIQUE. RÉPARTITION PAR CATÉGORIES DE BLESSÉS. *Troupes*.......

INDICE DE LA NOMENCLATURE DES TRAUMATISMES.	NATURE du TRAUMATISME.	OFFICIERS DE TOUTES ARMES et services.					SOUS-OFFICIERS ET SOLDATS. (Service armé, auxiliaire, réserve.)					TOTAUX GÉNÉRAUX.					RÉPARTITION PAR ARMES.				
		Guéris ayant repris leur service.	En cours de traitement (congé, eaux, hôpital).	Réformés, retraités ou en non-activité.	Décédés.	Totaux.	Guéris ayant repris leur service.	En cours de traitement (congé, eaux, hôpital).	Réformés ou retraités.	Décédés.	Totaux.	Guéris ayant repris leur service.	En cours de traitement (congé, eaux, hôpital).	Réformés ou retraités.	Décédés.	Totaux.					
1	2	3	4	5	6	7	8	9	10	11	12	13	14	15	16	17	18	19	20	21	22
A	Blessures de guerre : par armes blanches.......																				
B	par petits projectiles......																				
C	par projectiles d'artillerie..																				
D	par explosifs............																				
E	non classées (par lances, par flèches, par flèches empoisonnées).........																				
F	Accidents par armes blanches.........																				
G	Coup de feu à blanc...............																				
H	Accidents : par armes à feu.........																				
I	de tir au canon..........																				
J	par explosifs............																				
K	Chutes dans les escaliers ou d'un lieu élevé.																				
L	Accidents : dans les manœuvres à pied.																				
M	dans la conduite et le passage des chevaux et animaux de bât..........																				
N	d'équitation.............																				
O	de manœuvres d'artillerie..																				
P	dans les manœuvres de force.																				
Q	de machine..............																				
R	de bicyclette.............																				
S	de voiture...............																				
T	d'automobile............																				
U	de chemin de fer.........																				
V	de bateau.............																				
X	de ballon.............																				
Y	d'aéroplane............																				
Z	divers non classés.........																				
	TOTAUX............																				

(1) Indiquer le grade.

Fait à , le 19 .

Vu :
Le Commandant supérieur des troupes,

Le Médecin (1)
Chef ou *Directeur du Service de Santé*,

COLONIE

de

MODÈLE N° 31.

INSTRUCTION MINISTÉRIELLE du 16 avril 1914.

FORMAT :
Hauteur...... 0m48
Largeur...... 0m32

STATISTIQUE MÉDICALE
DES TROUPES COLONIALES.

SERVICE DE SANTÉ.

STATISTIQUE ANNUELLE.

ANNÉE STATISTIQUE
DU 1er OCTOBRE 19 AU 30 SEPTEMBRE 19 .

TABLEAU IX (1). — MALADIES SIMULÉES ET PROVOQUÉES. MUTILATIONS VOLONTAIRES.

(1) Cet état ne sera établi que dans les colonies où est appliquée la loi sur le recrutement de l'armée.

TABLEAU IX. — MALADIES SIMULÉES OU PROVOQUÉES ET MUTILATIONS VOLONTAIRES.

NUMÉRO DE LA NOMENCLATURE.	DÉSIGNATION de LA MALADIE. (Dans l'ordre de la nomenclature.)	RÉPARTITION suivant LE GENRE DE SIMULATION.			RÉPARTITION PAR CATÉGORIES DE SIMULATEURS.			
		Maladie simulée.	Maladie provoquée.	Mutilation volontaire.	Appelés.	Engagés.	Rengagés.	Total.
1	2	3	4	5	6	7	8	9
	TOTAUX...							

(1) Indiquer le grade.

Fait à , le 19 .

Vu :
Le Commandant supérieur des troupes,

Le Médecin (1)
Chef ou *Directeur du Service de Santé,*

COLONIE

de

MODÈLE N° 32.

INSTRUCTION MINISTÉRIELLE du 16 avril 1914.

FORMAT :
Hauteur...... 0m 48
Largeur...... 0m 31

STATISTIQUE MÉDICALE
DES TROUPES COLONIALES.

SERVICE DE SANTÉ.

STATISTIQUE ANNUELLE.

ANNÉE STATISTIQUE

DU 1er OCTOBRE 19 AU 30 SEPTEMBRE 19 .

TABLEAU X[1]. — INCORPORATION DU CONTINGENT.

RÉSULTATS DE LA VISITE D'INCORPORATION FAITE EN[2] 19 .

(1) Cet état ne sera établi que dans les colonies où est appliquée la loi sur le recrutement de l'armée.
(2) Indiquer le mois.

TABLEAU X. — INCORPORATION DU CONTINGENT, CLASSE 19 .
VISITE D'INCORPORATION FAITE EN[1] 19 .

CLASSE. (Indiquer la répartition par classe des hommes visités, en distinguant pour chaque classe : *a.* les incorporés sans ajournement; *b.* les incorporés après un ou plusieurs ajournements.)	SERVICE ARMÉ.					SERVICE AUXILIAIRE.				
	NOMBRE D'HOMMES visités à l'incorporation.	MAINTENUS dans le service armé.	RÉFORMÉS TEMPORAIRES.	RÉFORMÉS DÉFINITIFS.	CLASSÉS dans le service auxiliaire.	NOMBRE D'HOMMES visités à l'incorporation.	MAINTENUS dans le service armé.	RÉFORMÉS TEMPORAIRES.	RÉFORMÉS DÉFINITIFS.	CLASSÉS dans le service armé.
1	2	3	4	5	6	7	8	9	10	11
TOTAUX.........										

[1] Indiquer le mois.
[2] Indiquer le grade.

Fait à , le 19 .

VU :

Le Commandant supérieur des troupes,

Le Médecin [2] ,
Chef ou *Directeur du Service de Santé,*

COLONIE
de

MODÈLES Nos 33 ET 34.

INSTRUCTION MINISTÉRIELLE du 16 avril 1914.

FORMAT :
Largeur... 0m48
Hauteur... 0 31

STATISTIQUE MÉDICALE
DES TROUPES COLONIALES.

SERVICE DE SANTÉ.

STATISTIQUE ANNUELLE.

ANNÉE STATISTIQUE
DU 1er OCTOBRE 19 AU 30 SEPTEMBRE 19 .

TABLEAU XII. — RÉSULTATS DES VACCINATIONS ET REVACCINATIONS ANTIVARIOLIQUES.

A. *Européens*, ou B. *Indigènes* (1).

TABLEAU XIII. — VACCINATIONS ANTITYPHOÏDIQUES.

A. *Européens*, ou B. *Indigènes* (1).

(1) Le modèle est le même, mais l'état sera établi à part pour les Européens et pour les Indigènes.

TABLEAU XII. — Résultats des vaccinations et revaccinations antivarioliques.

Troupes......

ARMES et SERVICES.	ARMÉE ACTIVE.																		TOTAL des INDISPONIBLES.	TOTAL des JOURNÉES d'indisponibilité.	OBSERVATIONS.
	INOCULATIONS PRATIQUÉES À L'INCORPORATION.									INOCULATIONS autres que celles pratiquées à l'incorporation.			TOTAL des inoculations pratiquées.			RÉSERVISTES.					
	Sujets non variolés, non vaccinés antérieurement.			Sujets vaccinés avant leur incorporation.			Sujets variolés.														
	Nombre d'inoculés.	Nombre de succès.	P. 100 de succès.	Nombre d'inoculés.	Nombre de succès.	P. 100 de succès.	Nombre d'inoculés.	Nombre de succès.	P. 100 de succès.	Nombre d'inoculés.	Nombre de succès.	P. 100 de succès.	Nombre d'inoculés.	Nombre de succès.	P. 100 de succès.	Nombre d'inoculés.	Nombre de succès.	P. 100 de succès.			
1	2	3	4	5	6	7	8	9	10	11	12	13	14	15	16	17	18	19	20	21	22
Totaux.........																					

TABLEAU XIII. — Vaccinations antityphoïdiques.

Troupes......

GARNISON.	CORPS de TROUPE.	NATURE du VACCIN employé.	NOMBRE TOTAL des vaccinés dans l'année.	CATÉGORIE DES VACCINÉS.							ACCIDENTS de VACCINATION.	OBSERVATIONS. — (Cas de fièvre typhoïde observés chez les vaccinés. Observations sommaires. Nature des accidents de vaccinations.)
				OFFICIERS DE TOUTES ARMES ET SERVICES.	SOUS-OFFICIERS.	SOLDATS [1].						
						Moins de 21 ans.	21 à 25 ans.	25 à 30 ans.	30 ans et au-dessus.	Réservistes.		
1	2	3	4	5	6	7	8	9	10	11	12	13
		Totaux..										

[1] Les soldats indigènes comprendront 3 colonnes : levés ou engagés, rengagés, réservistes.

[1] Indiquer le grade.

Vu :

Le Commandant supérieur des troupes,

Fait à , le 19 .

Le Médecin [1]

Chef ou Directeur du Service de Santé,

COLONIE

de

STATISTIQUE MÉDICALE

DES TROUPES COLONIALES.

MODÈLE N° 35.

INSTRUCTION MINISTÉRIELLE.
du 16 avril 1914.

FORMAT :
Hauteur 0m 41
Largeur 0m 38

SERVICE DE SANTÉ.

STATISTIQUE ANNUELLE.

ANNÉE STATISTIQUE

DU 1er OCTOBRE 19   AU 30 SEPTEMBRE 19   .

TABLEAU XIV. — STATISTIQUE ADMINISTRATIVE DES HÔPITAUX.

(*Européens et Indigènes.*)

TABLEAU XIV. — Statistique administrative des hôpitaux.

DÉSIGNATION DE L'HÔPITAL, AMBULANCE, HÔPITAL MIXTE. (Salles militaires seulement.)	RESTANTS AU 30 SEPTEMBRE ET ENTRÉS DANS L'ANNÉE.																TOTAL DES MALADES.		TOTAL DES JOURNÉES DE TRAITEMENT.	
	Malades appartenant à l'armée.						Malades n'appartenant pas à l'armée.													
	Officiers.		Sous-officiers.		Soldats.		Officiers.		Sous-officiers.		Soldats.		Femmes.		Enfants.					
	2		3		4		5		6		7		8		9		10		11	
1	E	I	E	I	E	I	E	I	E	I	E	I	E	I	E	I	E	I	E	I
Total.......																				

(1) Indiquer le grade.

Fait à , le 19 .

Vu :

Le Commandant supérieur des troupes,

Le Médecin (1) ,
Chef ou *Directeur du Service de Santé,*

COLONIE

de .

Modèle N° 36.

INSTRUCTION MINISTÉRIELLE du 16 avril 1914.

FORMAT :

Hauteur..... 0m 320
Largeur..... 0m 215

STATISTIQUE MÉDICALE

DES TROUPES COLONIALES.

SERVICE DE SANTÉ.

STATISTIQUE ANNUELLE.

ANNÉE STATISTIQUE

DU 1er OCTOBRE 19 AU 30 SEPTEMBRE 19 .

(1)

RAPPORT (2) SUR L'HYGIÈNE ET L'ÉTAT SANITAIRE.

(1) Nom et grade du directeur *ou* chef du Service.

(2) On se servira d'intercalaires pour donner à ce rapport le développement nécessaire.

Fait à , le 19 .

Le Médecin[1] ,
Chef ou *Directeur du Service de Santé,*

Vu :

Le Commandant supérieur des troupes,

[1] Indiquer le grade.

COLONIE

de

PLACE

de

HÔPITAL OU AMBULANCE DE[1]

MODÈLE N° 37.

INSTRUCTION MINISTÉRIELLE du 16 avril 1914. Article 20 E.

FORMAT : Hauteur...... 0m 32 Largeur...... 0m 26

BULLETIN DE RECTIFICATION DE DIAGNOSTIC

(Pour servir à l'établissement de la statistique médicale).

MALADES ÉVACUÉS PAR L'HÔPITAL OU L'AMBULANCE DE[2]

NOM DES MALADES ÉVACUÉS. 1	NUMÉRO MATRICULE. 2	GRADE. 3	RÉGIMENT. 4	DATE de L'ÉVACUATION. 5	DIAGNOSTIC PRIMITIF. 6	DIAGNOSTIC RECTIFIÉ. (A inscrire sur les registres et dans la statistique.) 7	NUMÉRO correspondant de LA NOMENCLATURE. 8

[1] Désignation de l'hôpital où s'est effectuée la rectification de diagnostic.
[2] Désignation de l'hôpital qui a hospitalisé en premier lieu les malades évacués et auquel est adressé le bulletin.
[3] Indiquer le grade.

Fait à , le 19 .

Le Médecin[3] , *Médecin Chef*,

www.ingramcontent.com/pod-product-compliance
Ingram Content Group UK Ltd.
Pitfield, Milton Keynes, MK11 3LW, UK
UKHW020553180726
13838UKWH00001B/211

9 782329 112923